Oeroude Smaakrevolutie
Terug naar de Basis met het Paleo Kookboek

Emma Jansen

INHOUDSOPGAVE

Gedroogde Schotse eieren met kers en salie 10
Bloemkoolsteaks en eieren 12
Kalkoen, Spinazie en Asperges Frittata 14
Tunesische roerei met geroosterde paprika en harissa 16
Shakshuka-eieren 17
Gebakken eieren met zalm en spinazie 19
Eiersoep met bosui, champignons en paksoi 20
Perzische zoete omelet 23
Garnalen en Krab Chawanmushi 25
Kippenworst Hash 28
Rozemarijn- en perenontbijtworstjes 30
Koekenpan met gesnipperd rundvlees in Cubaanse stijl 32
Franse poulet koekenpan 34
Forel met zoete aardappelen 36
Zalm-empanadas met tomatillo-mangosalsa, gepocheerde eieren en courgettelinten
.... 38
Appel en vlas jacks 42
Paleo Sinaasappel Gember Granola 44
Perzik- en bessenstoofpot met knapperige kokosnoot en geroosterde amandelen 46
Energiesmoothies van aardbeien en mango 48
Datum-smoothies 49
Chorizo Gevulde Jalapenos 51
Geroosterde bietenhapjes met sinaasappel- en walnootmotregen 53
Bloemkoolcups met kruidenpesto en lamsvlees 56
Spinazie Artisjok Dressing 59
Aziatische gehaktballetjes met steranijssaus 61
gevulde eieren 64
Geroosterde aubergine- en Romesco-broodjes 66
Wraps met vlees en groenten 68
Andijvie Jacobsschelp en Avocado Bites 69
Gekruide oesterzwamchips met citroen-aioli 71
wortel frietjes 73

Groene mosterdchips met sesamvlekjes 75
Geroosterde Pittige Nuggets 76
Kruiden- en Chipotle-noten 77
Geroosterde Rode Paprika "Hummus" Met Groenten 80
Hibiscus Gember Ijsthee 82
Aardbei Meloen Munt Agua Fresca 83
Watermeloen en bosbessen zoet water 84
Komkommer Zoet Water 85
kokosnoot chai 86
Langzaam geroosterde entrecote 88
Salade met zeldzaam vlees op Vietnamese wijze 90
Rundvlees 90
Salade 90
Gestoofde Mexicaanse borst met mango, jicama, chili en geroosterde
   pompoensalade 92
Rok   92
Salade 92
Romaine slawraps met geraspte runderborst en verse rode chili-harissa 94
Rok   94
Harissa 94
Gebakken oog van rond met kruidenkorst, gepureerde wortelgroenten en
   broodsaus 96
grillen 96
Broodsaus 96
Rundvleesgroentesoep met Pesto van Geroosterde Rode Paprika 100
Zoete en hartige rundvleesstoofpot uit de slowcooker 103
Gegrilde flanksteak met spruitjes en kersen 105
Aziatische flanksteaksoep 107
Gewokte flanksteak met bloemkool-sesamrijst 109
Gevulde zijsteak met Chimichurrisaus 111
Gegrilde flanksteakspiesjes met mierikswortelmayonaise 114
In wijn gestoofde rundvleessteaks met champignons 116
Lendensteaks met avocado- en mierikswortelsaus 118
Biefstuk 118
Duik   118

Citroengras gemarineerde entrecote 120
Balsamico-Dijon-entrecote met knoflookspinazie 122
Biefstuk 122
Spinazie 122
Gerookte Short Ribs met Appel-Mosterd Mop Saus 125
Ribben 125
Duik 125
BBQ-gebakken boerenvarkensribben met verse ananassalade 128
Pittige varkensgoulash 130
Goulash 130
Kool 130
Marinara Italiaanse Worst Gehaktballetjes Met Venkelplakken En Gebakken Uien
.... 132
gehaktballetjes 132
Marinara 132
Courgettebootjes gevuld met varkensvlees met basilicum en pijnboompitten 134
Curried varkensvlees en ananas "Noodle" -kommen met kokosmelk en kruiden. 136
Pittige gegrilde varkenspasteitjes met pittige komkommersalade 138
Pizza van courgettedeeg met zongedroogde tomatenpesto, paprika en Italiaanse worst 140
Koriander-citroen gerookte lamsbout met geroosterde asperges 143
Lamspot 146
Lamsstoofpot met selderij- en wortelnoedels 148
Lamskoteletjes op Franse wijze met granaatappel- en dadelchutney 150
Chutney 150
Lamskoteletjes 150
Chimichurri lamskoteletjes met gekruide radicchiosalade 152
Ansjovis-salie ingewreven lamskoteletjes met wortel-zoete aardappelremoulade
.... 154
Lamskoteletjes met sjalot, munt en oregano 156
Lam 156
Salade 156
Tuingevulde lamsburgers met coulis van rode peper 158
Coulis van rode peper 158
De burgers 158
Dubbele lamsspiesjes met oregano en tzatzikisaus 161

lamsspiesjes 161
tzatziki-saus 161
Geroosterde kip met saffraan en citroen 163
Gewokte kip met jicamasalade 165

Kip 165

Koolsalade 165
Achterhand van geroosterde kip met wodka, wortel en tomatensaus 168
Poulet Rôti en Koolraap Aardappelen 170
Tripelchampignoncoq au vin met koolraappuree met bieslook 172
Perzikbrandewijn geglazuurde dijen 175
Perzik- en cognacglazuur 175
Chili gemarineerde kip met meloen-mangosalade 177

Kip 177

Salade 177
Tandoori-stijl kippenpoten met komkommerraita 180

Kip 180

Komkommer Raita 180
Kipstoofpot met curry, wortelgroenten, asperges en groene appel-muntsaus 182
Paillardsalade met geroosterde kip, frambozen, rode biet en geroosterde
    amandelen 184
Kippenborsten gevuld met broccoli en rabe met verse tomatensaus en caesarsalade
    187
Wraps met gegrilde kipshoarma met gekruide groenten en pijnboompittensaus 190
Gebakken kippenborsten met champignons, knoflookgehakte bloemkool en
    geroosterde asperges 192
Kippensoep op Thaise wijze 194
Citroen-Salie Geroosterde Kip Met Escarole 196
Kip met bieslook, waterkers en radijsjes 199
Kip tikka masala 201
Ras el Hanout kippendijen 204
Gemarineerde kippendijen met sterfruit op gestoofde spinazie 206
Poblano-kiptaco's met kool en Chipotle Mayo 208
Kipstoofpotje met babyworteltjes en paksoi 210
Gewokte kip met cashewnoten, sinaasappel en paprika in slawraps 212
Vietnamese kip met kokos en citroengras 214

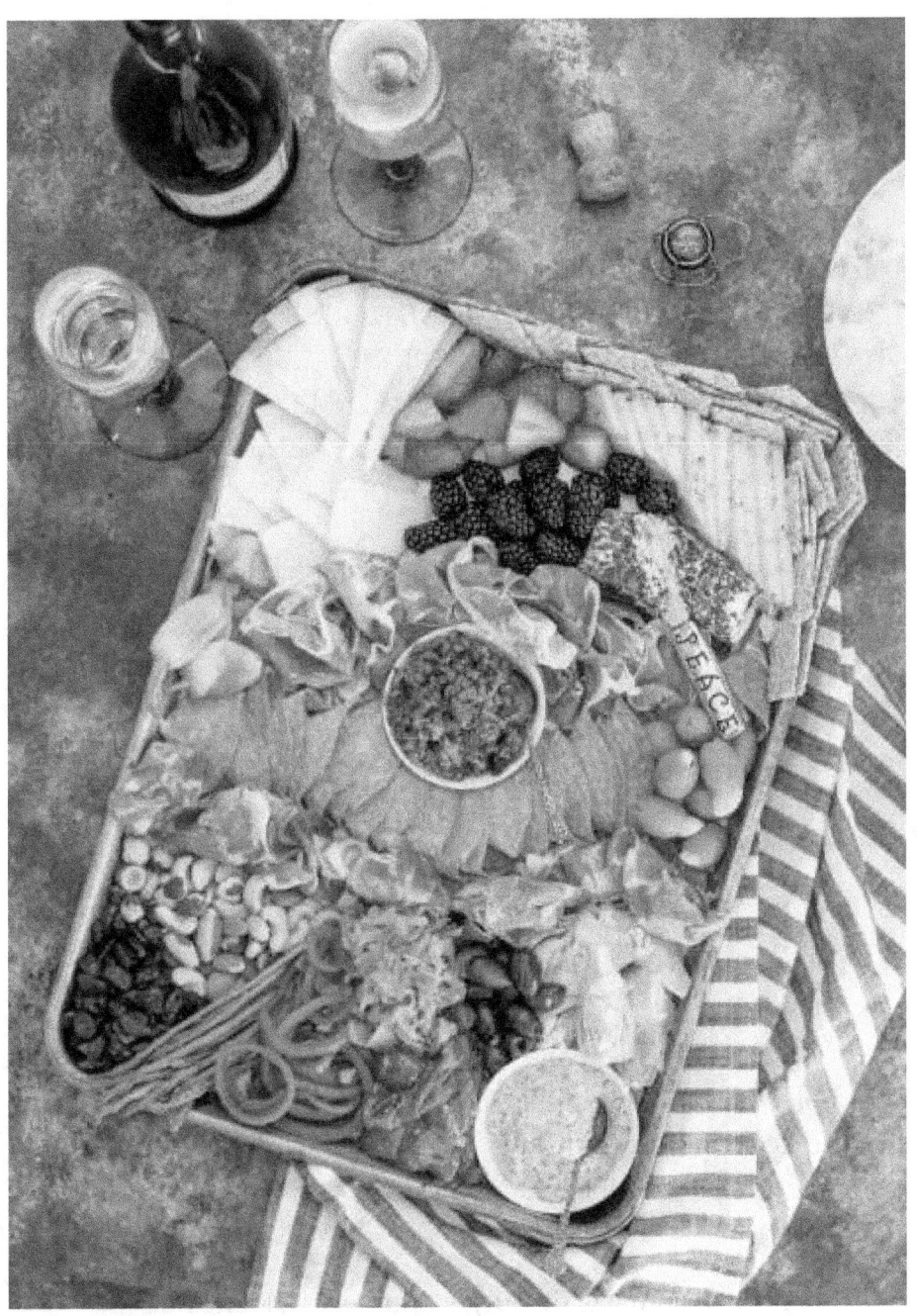

GEDROOGDE SCHOTSE EIEREN MET KERS EN SALIE

VOORBEREIDING:20 minuten bakken: 35 minuten voorbereiding: 4 porties

DEZE KLASSIEKE BRITSE PUBSNACKVERTAALT ZICH IN EEN PERFECT PALEO-ONTBIJT. ALS JE DE HARDGEKOOKTE EIEREN VAN TEVOREN MAAKT, IS DIT RECEPT HEEL SNEL KLAAR EN ZIJN ZE OOK GEMAKKELIJKER TE PELLEN. EEN KOM HARDGEKOOKTE EIEREN IN DE KOELKAST BEWAREN IS EEN GEWELDIG IDEE VOOR EEN SNEL ONTBIJT EN SNACKS.

- 1 pond mager gemalen varkensvlees
- ½ kopje gesneden gedroogde kersen zonder toegevoegde suiker
- 2 eetlepels gehakte verse salie
- 1 eetlepel gehakte verse marjolein
- 1 theelepel versgemalen zwarte peper
- ¼ theelepel versgemalen nootmuskaat
- ⅛ theelepel gemalen kruidnagel
- 4 grote hardgekookte eieren, gekoeld en gepeld*
- ½ kopje amandelmeel
- 1 theelepel gedroogde salie, geplet
- ½ theelepel gedroogde marjolein, geplet
- 2 eetlepels extra vergine olijfolie
- Mosterd in Dijon-stijl (zie recept)

1. Verwarm de oven voor op 375 ° F. Bekleed een bakplaat met bakpapier of aluminiumfolie; opzij zetten. Meng in een grote kom het varkensvlees, de kersen, verse salie, verse marjolein, peper, nootmuskaat en kruidnagel.

2. Vorm het varkensvleesmengsel in vier gelijke pasteitjes. Leg op elke burger een ei. Vorm de burger rond elk ei. Meng het amandelmeel, de gedroogde salie en de gedroogde marjolein in een ondiepe kom of taartvorm. Rol elk met worst bedekt ei door

het amandelmeelmengsel zodat het bedekt is. Plaats op de voorbereide bakplaat. Besprenkel met olijfolie.

3. Bak gedurende 35 tot 40 minuten of tot de worst gaar is. Geserveerd met mosterd in Dijon-stijl.

*Tip: Om hardgekookte eieren te koken, plaatst u de eieren in een enkele laag in een grote pan. Bedek met 1 tot 2 inch water. Aan de kook brengen. Laat 1 minuut koken. Ga weg van de hitte. Dek af en laat 12 tot 15 minuten staan.

BLOEMKOOLSTEAKS EN EIEREN

VOORBEREIDING: 20 minuten koken: 25 minuten voorbereiding: 4 porties

SNIJ ER DIKKE PLAKKEN VANEEN KOP BLOEMKOOL OM STEVIGE "STEAKS" TE MAKEN DIE VERVOLGENS IN OLIJFOLIE GOUDBRUIN EN KNAPPERIG WORDEN GEBAKKEN, GEGARNEERD MET EEN GEPOCHEERD EI EN GESERVEERD OP EEN BEDJE VAN GEBAKKEN KNOFLOOKKOOL.

- 1 krop bloemkool, bladeren verwijderd
- 1½ theelepel rookkruiden (zie recept)
- 5 eetlepels extra vergine olijfolie
- 4 grote eieren
- 1 eetlepel witte azijn of
- 2 grote teentjes knoflook, fijngehakt
- 4 kopjes gehakte boerenkool

1. Leg het steeluiteinde van de bloemkool op een snijplank. Snijd de bloemkool met een groot, scherp mes in vier ½-inch steaks vanuit het midden van de bloemkool, waarbij u het uiteinde van de stengel afsnijdt (sommige roosjes kunnen afbreken; bewaren voor ander gebruik).

2. Kruid de steaks aan beide kanten met 1 theelepel Smoky Seasoning. Verhit 2 eetlepels olijfolie op middelhoog vuur in een extra grote koekenpan. Voeg 2 bloemkoolfilets toe. Kook 4 minuten per kant of tot ze goudbruin en zacht zijn. Haal uit de pan en dek losjes af met aluminiumfolie. Houd warm in een oven van 200 ° F. Herhaal met de overige 2 filets, gebruik nog eens 2 eetlepels olijfolie.

3. Om de eieren te pocheren, vul je een aparte pan met ongeveer 7,5 cm water. Voeg azijn toe en breng aan de kook. Breek de eieren één voor één in een kleine kom of schaaltje en laat ze voorzichtig

in het kokende water glijden. Laat de eieren 30 tot 45 seconden koken of totdat het eiwit begint te stollen. Doof het vuur. Dek af en pocheer gedurende 3 tot 5 minuten, afhankelijk van hoe zacht je de dooiers lekker vindt.

4. Verhit ondertussen in dezelfde koekenpan de resterende eetlepel olijfolie. Voeg knoflook toe en kook gedurende 30 seconden tot 1 minuut. Voeg de boerenkool toe en kook en roer gedurende 1 tot 2 minuten of tot ze zacht is.

5. Verdeel de boerenkool over vier borden. Beleg elk gerecht met een bloemkoolfilet en een gepocheerd ei. Bestrooi de eieren met de resterende ½ theelepel Smoky Seasoning en serveer onmiddellijk.

KALKOEN, SPINAZIE EN ASPERGES FRITTATA

VOORBEREIDING: 20 minuten Grill: 3 minuten Bereiding: 2 tot 3 porties

DEZE PRACHTIGE FRITTATA BESTROOID MET GROENHET KOMT HEEL SNEL IN ELKAAR EN IS EEN GEWELDIGE MANIER OM DE DAG TE BEGINNEN OF TE EINDIGEN. HET IS PERFECT VOOR EEN SNEL DINER ALS JE GEEN TIJD HEBT OM EEN COMPLEXERE MAALTIJD TE BEREIDEN. EEN GIETIJZEREN KOEKENPAN IS NIET NODIG, MAAR GEEFT WEL ZEER GOEDE RESULTATEN.

- 2 eetlepels extra vergine olijfolie
- 1 teentje knoflook, fijngehakt
- 4 ons gemalen kalkoenfilet
- ¼ tot ½ theelepel zwarte peper
- ½ kopje ½-inch lange verse asperges
- 1 kopje verse babyspinazieblaadjes, gehakt
- 4 grote eieren
- 1 eetlepel water
- 2 theelepels gehakte verse dille
- 1 eetlepel gehakte verse peterselie

1. Verwarm de grill voor met het ovenrek op 10 cm afstand van het verwarmingselement.

2. Verhit 1 eetlepel olijfolie op middelhoog vuur in een middelgrote ovenvaste pan. Voeg knoflook toe; kook en roer tot ze goudbruin zijn. Voeg gemalen kalkoen toe; bestrooi met peper. Kook en roer gedurende 3 tot 4 minuten of tot het vlees bruin en gaar is, roer met een houten lepel om het vlees los te maken. Doe de gekookte kalkoen in een kom; opzij zetten.

3. Zet de pan terug op het fornuis; Giet de resterende eetlepel olijfolie in de koekenpan. Asperges toevoegen; kook en roer op middelhoog vuur tot een gladde massa. Voeg de gekookte kalkoen en spinazie toe. Kook gedurende 1 minuut.

4. Klop de eieren met het water en de dille in een middelgrote kom. Giet het eimengsel over het kalkoenmengsel in de koekenpan. Kook en roer gedurende 1 minuut. Zet de bakplaat in de oven en bak 3 tot 4 minuten of tot de eieren gestold zijn en de bovenkant goudbruin is. Bestrooi met gehakte peterselie.

TUNESISCHE ROEREI MET GEROOSTERDE PAPRIKA EN HARISSA

VOORBEREIDING: 30 minuten Grill: 8 minuten Rusten: 5 minuten Kook: 5 minuten
Bereiding: 4 porties

- 1 kleine rode paprika
- 1 kleine gele paprika
- 1 kleine poblano chili (zie aanwijzing)
- 1 eetlepel extra vergine olijfolie
- 6 grote eieren
- ¼ theelepel gemalen kaneel
- ½ theelepel gemalen komijn
- ⅓ kopje gouden rozijnen
- ⅓ kopje gehakte verse peterselie
- 1 eetlepel Harissa (zie recept)

1. Verwarm de grill voor met het ovenrek op een afstand van 7 tot 10 cm van het vuur. Snijd de paprika's in de lengte doormidden; verwijder stengels en zaden. Leg de paprikahelften met de snijzijde naar beneden op een met folie beklede bakplaat. Bak gedurende 8 minuten of tot de schil van de paprika's zwart is. Wikkel de paprika's in aluminiumfolie. Laat 5 minuten afkoelen. Paprika's uitpakken; gebruik een scherp mes om de zwarte schil te verwijderen. Snijd de paprika's in dunne reepjes; opzij zetten.

2. Meng eieren, kaneel en komijn in een grote kom. Klop tot schuimig. Voeg peperreepjes, rozijnen, peterselie en harissa toe.

3. Verhit de olijfolie op middelhoog vuur in een grote koekenpan. Voeg het eimengsel toe aan de koekenpan. Kook ongeveer 5 tot 7 minuten of tot de eieren gestold maar nog steeds vochtig en glanzend zijn, en roer regelmatig. Serveer onmiddellijk.

SHAKSHUKA-EIEREN

BEGIN TOT EIND: 35 minuten opbrengst: 4 tot 6 porties

¼ kopje extra vergine olijfolie
1 grote ui, gehalveerd en in dunne plakjes gesneden
1 grote rode paprika, in dunne plakjes gesneden
1 grote oranje paprika, in dunne plakjes gesneden
1 theelepel gemalen komijn
½ theelepel gerookte paprikapoeder
½ theelepel gemalen cayennepeper
4 teentjes knoflook, fijngehakt
2 blikjes van 14,5 ounce ongezouten biologische, in het vuur geroosterde tomatenblokjes
6 grote eieren
Vers gemalen zwarte peper
¼ kopje gehakte verse koriander
¼ kopje geraspte verse basilicum

1. Verwarm de oven voor op 400 ° F. Verhit de olie op middelhoog vuur in een grote ovenbestendige koekenpan. Voeg de ui en paprika toe. Kook en roer gedurende 4 tot 5 minuten of tot de groenten gaar zijn. Voeg komijn, paprika, gemalen rode peper en knoflook toe; kook en roer gedurende 2 minuten.

2. Voeg de tomaten toe. Aan de kook brengen; verminder hitte. Laat het, onafgedekt, ongeveer 10 minuten sudderen of tot het ingedikt is.

3. Breek de eieren in een koekenpan boven het tomatenmengsel. Breng de koekenpan over naar de voorverwarmde oven. Bak, onafgedekt, gedurende 7 tot 10 minuten of tot de eieren gestold zijn (de dooiers moeten nog vloeibaar zijn).

4. Bestrooi met zwarte peper. Garneer met koriander en basilicum; serveer onmiddellijk.

GEBAKKEN EIEREN MET ZALM EN SPINAZIE

VOORBEREIDING: 20 minuten bakken: 15 minuten voorbereiding: 4 porties

1 eetlepel extra vergine olijfolie
1 eetlepel verse tijmblaadjes
Vers geraspte nootmuskaat
10 ons babyspinazieblaadjes (6 verpakte kopjes)
2 eetlepels water
8 ons gegrilde of geroosterde zalm
1 theelepel fijn geraspte citroenschil
½ theelepel gerookte kruiden (zie recept)
8 grote eieren

1. Verwarm de oven voor op 375 ° F. Bestrijk de binnenkant van vier schaaltjes van 6 tot 8 ounce met olijfolie. Strooi de tijmblaadjes gelijkmatig tussen de schaaltjes; bestrooi licht met vers geraspte nootmuskaat. Opzij zetten.

2. Meng de spinazie en het water in een afgedekte middelgrote pan. Aan de kook brengen; Haal van het vuur. Til de spinazie op en draai hem met een tang tot hij verwelkt is. Doe de spinazie in een fijnmazige zeef; Druk stevig om overtollige vloeistof te laten ontsnappen. Verdeel de spinazie over de voorbereide schaaltjes. Verdeel de zalm gelijkmatig tussen de schaaltjes. Bestrooi de zalm met citroenschil en rookkruiden. Breek 2 eieren in elk vormpje.

3. Plaats de gevulde schaaltjes in een grote bakvorm. Giet heet water in de ovenschaal tot het halverwege de zijkanten van de schaaltjes komt. Breng de bakplaat voorzichtig over naar de oven.

4. Bak gedurende 15 tot 18 minuten of tot het eiwit gestold is. Serveer onmiddellijk.

EIERSOEP MET BOSUI, CHAMPIGNONS EN PAKSOI

VOORBEREIDING: 30 minuten staan: 10 minuten koken: 5 minuten maken: 4 tot 6 porties

- 0,5 ounce zongedroogde wakame
- 3 eetlepels ongeraffineerde kokosolie
- 2 sjalotjes, fijngehakt
- 1 stuk verse gember van 2 inch, geschild en in zeer dunne reepjes ter grootte van een lucifer gesneden
- 1 steranijs
- 1 pond shiitake-paddenstoelen, geschild en in plakjes gesneden
- 1 theelepel vijfkruidenpoeder
- ¼ theelepel zwarte peper
- 8 kopjes runderbottenbouillon (zie recept) of runderbouillon zonder toegevoegd zout
- ¼ kopje vers citroensap
- 3 grote eieren
- 6 uien, in dunne plakjes gesneden
- 2 koppen babypaksoi, in plakjes van ¼ inch dik gesneden

1. Bedek de wakame in een middelgrote kom met heet water. Laat het 10 minuten zitten of tot het zacht en buigzaam is. Goed laten uitlekken; goed afspoelen en opnieuw laten uitlekken. Snijd wakame-reepjes in stukken van 1 inch; opzij zetten.

2. Verhit kokosolie op middelhoog vuur in een grote pan. Voeg de sjalotjes, gember en steranijs toe. Kook en roer ongeveer 2 minuten of tot de sjalotten doorschijnend zijn. Voeg champignons toe; kook en roer gedurende 2 minuten. Strooi vijfkruidenpoeder en peper over de champignons; kook en roer gedurende 1 minuut. Voeg de gereserveerde wakame, runderbottenbouillon en citroensap toe. Breng het mengsel aan de kook.

3. Klop de eieren in een kleine kom. Besprenkel de losgeklopte eieren in de sudderende saus en draai de saus in een cijfer acht. Haal de soep van het vuur. Voeg de uien toe. Verdeel de paksoi over grote, warme kommen. Schep de soep in kommen; serveer onmiddellijk.

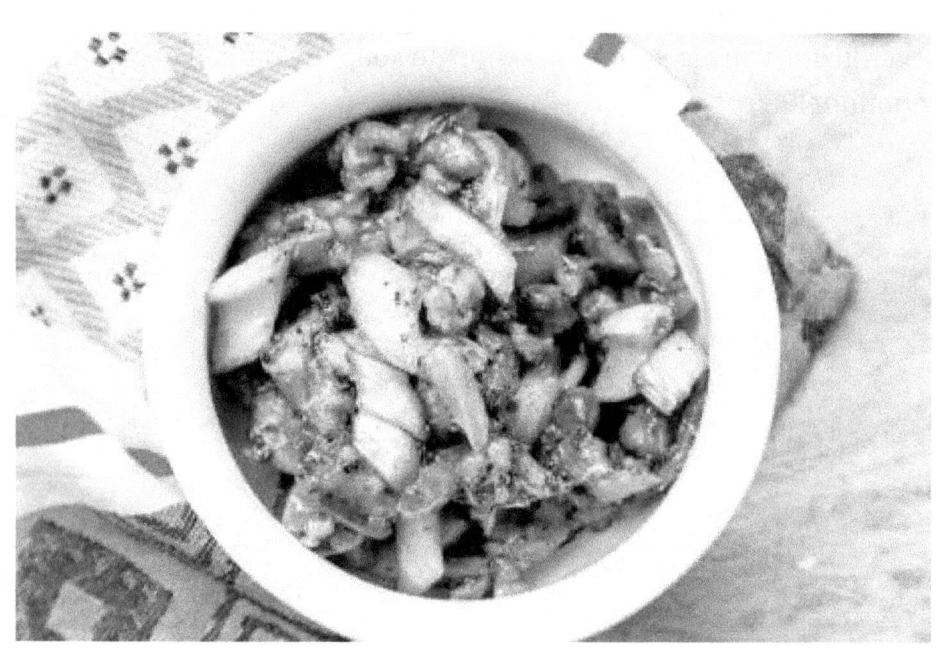

PERZISCHE ZOETE OMELET

BEGIN TOT EIND: 30 minuten opbrengst: 4 porties

6 grote eieren

½ theelepel gemalen kaneel

¼ theelepel gemalen kardemom

¼ theelepel gemalen koriander

1 theelepel fijngehakte sinaasappelschil

½ theelepel puur vanille-extract

1 eetlepel geraffineerde kokosolie

⅔ kopje rauwe cashewnoten, grof gehakt en geroosterd

⅔ kopje rauwe amandelen, gehakt en geroosterd

⅔ kopje ontpitte en gehakte Medjool-dadels

½ kopje rauwe geraspte kokosnoot

1. Klop de eieren, kaneel, kardemom, koriander, sinaasappelschil en vanille-extract in een middelgrote kom tot het schuimig is; opzij zetten.

2. Verhit kokosolie in een grote koekenpan op middelhoog vuur tot er een druppel water in het midden van de pan is gegoten. Voeg het eimengsel toe; zet het vuur laag tot medium.

3. Laat de eieren koken totdat ze op de randen van de pan beginnen te stollen. Gebruik een hittebestendige spatel en druk voorzichtig een rand van het eimengsel naar het midden van de pan terwijl u de pan kantelt zodat het resterende vloeibare eimengsel eronder kan stromen. Herhaal dit proces rond de randen van de pan totdat de vloeistof bijna uitgehard is, maar de eieren nog steeds vochtig en glanzend zijn. Maak de zijkanten van de tortilla los met een spatel; Laat de omelet voorzichtig uit de pan glijden en leg hem op een serveerschaal.

4. Strooi cashewnoten, amandelen, dadels en kokosnoot over de omelet. Serveer onmiddellijk.

GARNALEN EN KRAB CHAWANMUSHI

VOORBEREIDING: 30 minuten koken: 30 minuten afkoelen: 30 minuten bereiden: 4 porties

'CHAWANMUSHI' BETEKENT LETTERLIJK 'THEEKOPJE STOOM'. WAT VERWIJST NAAR HOE DEZE JAPANSE EIERVLA TRADITIONEEL WORDT GEKOOKT: GESTOOMD IN EEN THEEKOPJE. HET ROMIGE, HARTIGE GERECHT KAN WARM OF KOUD GESERVEERD WORDEN. EEN KLEIN CULINAIR WEETJE: DIT IS EEN VAN DE ZELDZAME JAPANSE GERECHTEN DIE MET EEN LEPEL WORDT GEGETEN.

- 2 ons verse of bevroren garnalen, gepeld, uitgelekt en gehakt
- 1½ ounces verse of bevroren sneeuw of Dungeness krabvlees*
- 2½ kopje kippenbottenbouillon (zie recept), runderbottenbouillon (zie recept), of kip- of runderbouillon zonder toegevoegd zout, gekoeld
- ⅔ kopje shiitake-paddenstoelen, zonder steel en gehakt
- 1 stuk verse gember van 1 inch, geschild en in dunne plakjes gesneden
- ⅛ theelepel ongezouten vijfkruidenpoeder
- 3 grote eieren, losgeklopt
- ⅓ kopje kleine courgette, in blokjes gesneden
- 2 eetlepels gehakte verse koriander

1. Ontdooi garnalen en krab, indien bevroren. Garnalen afspoelen en schrapen; droog het met papieren handdoeken. Opzij zetten. Breng in een kleine pan 1½ kopje bouillon, ⅓ kopje gehakte shiitake-paddenstoelen, gember en vijfkruidenpoeder aan de kook; verminder hitte. Kook zachtjes tot het is teruggebracht tot 1 kopje, ongeveer 15 minuten. Haal de pan van het vuur. Voeg de resterende 1 kopje bouillon toe; laat afkoelen tot kamertemperatuur, ongeveer 20 minuten.

2. Als de saus volledig is afgekoeld, meng je de eieren erdoor en voeg je zo weinig mogelijk lucht toe. Zeef het mengsel in een kom door een fijnmazige zeef; gooi de vaste stoffen weg.

3. Verdeel de garnalen, krab, courgette, koriander en de resterende ⅓ kopje champignons over vier schaaltjes of kopjes van 8 tot 10 ounce. Verdeel het eimengsel over de schaaltjes en vul elke helft voor driekwart; opzij zetten.

4. Vul een extra grote pot met 1½ inch water. Dek af en breng aan de kook. Zet het vuur middelhoog. Plaats de vier mallen in de pot. Giet er voorzichtig voldoende extra kookwater bij tot halverwege de zijkanten van de schaaltjes. Dek de schaaltjes losjes af met aluminiumfolie. Bedek de pan met een goed sluitend deksel en stoom ongeveer 15 minuten of totdat het eimengsel gestold is. Om de gaarheid te testen, steekt u een tandenstoker in het midden van de custard. Als er een heldere saus uitkomt, is het klaar. Verwijder voorzichtig de mallen. Laat 10 minuten afkoelen voordat u het serveert. Serveer warm of koud.

Opmerking: Voordat u met het recept begint, moet u een extra grote pan vinden met een goed sluitend deksel, waarin vier schaaltjes of kopjes rechtop kunnen staan. Terwijl de kopjes erin zitten, zoek je een schone theedoek van 100% katoen of een handdoek die de bovenkant van de kopjes bedekt zonder het deksel te blokkeren.

*Tip: Je hebt 100 gram krab in de schaal nodig om 40 gram krabvlees te maken.

Tip: De champignons en kruiden geven smaak aan de bouillon in stap 1. Voor een snellere versie gebruik je 2 kopjes bouillon en begin je met stap 2. Laat de gember, het vijfkruidenpoeder en een

⅓ kopje shiitakes achterwege. Het is niet nodig om het eimengsel te zeven.

KIPPENWORST HASH

VOORBEREIDING: 20 minuten koken: 15 minuten voorbereiding: 4 tot 6 porties

HOEWEL DEZE ZOUTE HASJ PERFECT IS HEERLIJK OP ZICHZELF, VERSE EIEREN IN KUILTJES IN DE HASJ KRAKEN EN ZE GEWOON LATEN KOKEN TOT ZE LICHT STEVIG ZIJN, ZODAT DE DOOIER ZICH MET DE HASJ VERMENGT, MAAKT HET BIJZONDER HEERLIJK.

- 2 pond gemalen kip
- 1 theelepel gedroogde tijm
- 1 theelepel gedroogde salie
- ½ theelepel gedroogde rozemarijn
- ¼ theelepel zwarte peper
- 2 eetlepels extra vergine olijfolie
- 2 kopjes gehakte ui
- 1 eetlepel gehakte knoflook
- 1 kopje gehakte groene paprika
- 1 kopje gehakte rode of gouden bieten
- ½ kopje kippenbottenbouillon (zie recept) of kippenbouillon zonder toegevoegd zout

1. Meng in een grote kom de gemalen kip, tijm, salie, rozemarijn en zwarte peper en meng het mengsel met je handen om de kruiden gelijkmatig door het vlees te verdelen.

2. Verhit 1 eetlepel olie op middelhoog vuur in een extra grote koekenpan. Kip toevoegen; kook ongeveer 8 minuten of tot het lichtbruin is, roer met een houten lepel om het vlees los te maken. Haal het vlees met een schuimspaan uit de pan; opzij zetten. Giet het vet uit de pan. Veeg de pan af met schoon keukenpapier.

3. Verhit de resterende eetlepel olie in dezelfde koekenpan op middelhoog vuur. Voeg uien en knoflook toe; kook ongeveer 3

minuten of tot de uien zacht zijn. Voeg paprika en geraspte biet toe aan het uienmengsel; kook 4 tot 5 minuten of tot de groenten gaar zijn, af en toe roeren. Voeg het gereserveerde kippenmengsel en kippenbottenbouillon toe. Doorwarmen.

Tip: Maak eventueel vier inkepingen in de hasj; breek in elke inkeping een ei. Dek af en kook op middelhoog vuur tot de eieren de gewenste gaarheid hebben bereikt.

ROZEMARIJN- EN PERENONTBIJTWORSTJES

VOORBEREIDING:20 minuten koken: 8 minuten per batch Opbrengst: 4 (2 hamburgers) porties
---

GEHAKTE PEER MAAKT DEZE WORSTEN LEKKEREEN VLEUGJE ZOETIGHEID, WAT EEN PRACHTIGE AANVULLING IS OP DE ROKERIGE SMAAK VAN DE PAPRIKA. GENIET ERVAN ALLEEN OF MET EIEREN.

- 1 pond gemalen varkensvlees
- 1 middelrijpe peer (zoals Bosc, Anjou of Bartlett), geschild, klokhuis verwijderd en gehakt
- 2 eetlepels fijngehakte bieslook
- 2 theelepels gehakte verse rozemarijn
- 1 theelepel venkelzaad, gemalen
- ½ theelepel gerookte paprikapoeder
- ¼ tot ½ theelepel versgemalen zwarte peper
- 2 teentjes knoflook, fijngehakt
- 1 eetlepel olijfolie

1. Meng in een middelgrote kom gemalen varkensvlees, peer, lente-uitjes, rozemarijn, venkelzaad, gerookte paprika, peper en knoflook. Meng de ingrediënten voorzichtig tot ze goed gemengd zijn. Verdeel het mengsel in acht gelijke porties. Vorm acht pasteitjes van een halve centimeter dik.

2. Verhit de olijfolie in een extra grote koekenpan op middelhoog vuur tot deze heet is. Voeg de helft van de empanadas toe; kook 8 tot 10 minuten of tot ze goed bruin en gaar zijn, draai de worsten halverwege. Haal het uit de pan en plaats het op een met keukenpapier beklede plaat om uit te lekken; Tent lichtjes met

aluminiumfolie om warm te blijven terwijl de resterende worsten koken.

KOEKENPAN MET GESNIPPERD RUNDVLEES IN CUBAANSE STIJL

BEGIN TOT EIND: 30 minuten opbrengst: 4 porties

DE OVERGEBLEVEN BORST IS IDEAAL OM TE GEBRUIKEN IN DIT RECEPT. PROBEER HET NA TE HEBBEN GENOTEN VAN EEN SALADE VAN GESTOOFD MEXICAANS BORSTSTUK MET MANGO, JICAMA, CHILI EN GEROOSTERDE POMPOENPITTEN (ZIE RECEPT) OF ROMEINSE SLAWRAPS MET GERASPTE RUNDERBORST EN VERSE HARISSA RODE CHILI (ZIE RECEPT) ALS AVONDETEN.

- 1 bosje boerenkool of 4 kopjes licht verpakte rauwe spinazie
- 2 eetlepels extra vergine olijfolie
- ½ kopje gehakte ui
- 2 middelgrote groene paprika's, in reepjes gesneden
- 2 theelepels gedroogde oregano
- ½ theelepel gemalen komijn
- ½ theelepel gemalen koriander
- ½ theelepel gerookte paprikapoeder
- 3 teentjes knoflook, fijngehakt
- 2 ons gekookt rundvlees, versnipperd
- 1 theelepel fijngehakte sinaasappelschil
- ⅓ kopje vers sinaasappelsap
- 1 kop kerstomaatjes, gehalveerd
- 1 eetlepel vers citroensap
- 1 rijpe avocado, ontpit, geschild en in plakjes gesneden

1. Verwijder eventuele dikke stengels van de boerenkool en gooi deze weg. Snijd de bladeren in hapklare stukjes; opzij zetten.

2. Verhit olijfolie op middelhoog vuur in een extra grote koekenpan. Voeg ui en paprika toe; kook 3 tot 5 minuten of tot de groenten gaar zijn. Voeg de oregano, komijn, koriander, gerookte

paprika en knoflook toe; goed roeren. Voeg geraspte rundvlees, sinaasappelschil en sinaasappelsap toe; roer om te combineren. Voeg boerenkool en tomaten toe. Kook, afgedekt, gedurende 5 minuten of tot de tomaten sap beginnen te maken en de groenten zacht zijn. Besprenkel met limoensap. Serveer met gesneden avocado.

FRANSE POULET KOEKENPAN

VOORBEREIDING:40 minuten koken: 10 minuten rusten: 2 minuten voorbereiding: 4 tot 6 porties

GEKOOKTE KIP IS HANDIG OM TE HEBBENIN DE KOELKAST ZODAT EEN EIWITRIJK ONTBIJT VEEL SNELLER TE BEREIDEN IS. OF HET NU GAAT OM EEN RESTJE GEBAKKEN KIP MET SAFFRAAN-CITROEN (ZIE<u>RECEPT</u>) OF GEWOON GEBAKKEN KIP DIE JE SPECIAAL MAAKT OM IN DIT SOORT GERECHTEN TE GEBRUIKEN, HEERLIJK OM BIJ DE HAND TE HEBBEN.

- 1 pakje gedroogde cantharellen van 0,5 ounce
- 8 ons verse asperges
- 2 eetlepels olijfolie
- 1 middelgrote venkelknol, zonder zaadjes en in dunne plakjes gesneden
- ⅔ kopje gesneden prei, alleen witte en lichtgroene delen
- 1 eetlepel Provençaalse kruiden
- 3 kopjes gekookte kip in blokjes gesneden
- 1 kopje gehakte en ontpitte tomaten
- ¼ kopje kippenbottenbouillon (zie<u>recept</u>) of kippenbouillon zonder toegevoegd zout
- ¼ kopje droge witte wijn
- 2 theelepels fijngehakte citroenschil
- 4 kopjes grof gesneden rode of regenboog snijbietbladeren
- ¼ kopje gehakte verse basilicum
- 2 eetlepels gehakte verse munt

1. Rehydrateer gedroogde paddenstoelen volgens de aanwijzingen op de verpakking; laten leeglopen. Spoel af en laat opnieuw uitlekken; opzij zetten.

2. Snijd ondertussen de houtachtige onderkant van de asperges af en gooi ze weg. Schraap desgewenst de schubben af. Snij de asperges in stukken van 2 cm. Kook de asperges in een grote pan

in kokend water gedurende 3 minuten of tot ze knapperig zijn; laten leeglopen. Dompel onmiddellijk in ijswater om het koken te stoppen; opzij zetten.

3. Verhit de olie op middelhoog vuur in een extra grote koekenpan. Voeg de venkel, prei en Provençaalse kruiden toe; kook gedurende 5 minuten of tot de venkel bruin begint te worden, af en toe roeren. Voeg de gerehydrateerde champignons, asperges, kip, tomaten, kippenbottenbouillon, wijn en citroenschil toe. Aan de kook brengen. Dek af en zet het vuur laag. Laat 5 minuten sudderen of tot de venkel en de asperges gaar zijn en de tomaten sappig. Ga weg van de hitte. Voeg Snybyt toe en laat 2 minuten staan of tot het zacht is. Bestrooi met basilicum en munt.

FOREL MET ZOETE AARDAPPELEN

VOORBEREIDING:35 minuten bakken: 6 minuten koken: 1 minuut per partij aardappelen
Opbrengst: 4 porties

ZELFS ALS JE DE FOREL NIET HEBT GEVANGENOP EEN BERGBEEK GEEFT DIT GERECHT JE EEN BEETJE HET GEVOEL DAT JE AAN HET "ONTBIJTEN OP HET STRAND" ZIT BIJ EEN KNAPPEND KAMPVUUR.

4 verse of bevroren forelfilets zonder vel, 6 ons, ¼ tot ½ inch dik

1½ theelepel rookkruiden (zie recept)

¼ tot ½ theelepel zwarte peper (optioneel)

3 eetlepels geraffineerde kokosolie

1½ pond witte of gele zoete aardappelen, geschild

Geraffineerde kokosolie om te grillen*

gehakte verse peterselie

gesneden paprika

1. Verwarm de oven voor op 400 ° F. Ontdooi vis, indien bevroren. Spoel vis; droog het met papieren handdoeken. Bestrooi de filets met Smoky Seasoning en eventueel peper. Verhit 2 eetlepels olie op middelhoog vuur in een extra grote koekenpan. Leg de filets in de koekenpan en kook, onafgedekt, 6 tot 8 minuten of tot de vis begint te schilferen wanneer u deze test met een vork. Haal uit de oven.

2. Snijd ondertussen de zoete aardappelen met een julienneschiller of een mandoline voorzien van een juliennesnijder in de lengte in lange, dunne reepjes. Wikkel de aardappelreepjes in dubbeldik keukenpapier en zuig het overtollige water op.

3. Verwarm 5 tot 7 cm geraffineerde kokosolie tot 365 ° F in een grote pan met zijkanten van minimaal 20 cm hoog. Voeg de

aardappelen voorzichtig, ongeveer een kwart per keer, toe aan de hete olie. (De olie zal in de pot stijgen.) Bak 1 tot 3 minuten per batch of tot ze bruin beginnen te worden, een of twee keer roeren. Haal de aardappelen er snel uit met een lange schuimspaan en laat ze uitlekken op keukenpapier. (Aardappelen kunnen snel te gaar worden, dus controleer dit vroeg en vaak.) Zorg ervoor dat u de olie opnieuw verwarmt tot 365 ° F voordat u elke partij aardappelen toevoegt.

4. Forel bestrooien met peterselie en bieslook; serveer met kleine gewaden.

*Tip: Je hebt twee of drie containers van 29 ounce kokosolie nodig om voldoende olie te hebben om te frituren.

ZALM-EMPANADAS MET TOMATILLO-MANGOSALSA, GEPOCHEERDE EIEREN EN COURGETTELINTEN

VOORBEREIDING:25 minuten afkoelen: 30 minuten koken: 16 minuten Opbrengst: 4 porties

HET MAG GEEN ONTBIJT ZIJN.VOORDAT JE OP EEN DOORDEWEEKSE OCHTEND NAAR JE WERK GAAT, MAAR HET IS EEN GEWELDIGE EN ABSOLUUT HEERLIJKE WEEKENDBRUNCH VOOR VRIENDEN OF FAMILIE.

- 10 ons gekookte zalm*
- 2 eiwitten
- ½ kopje amandelmeel
- ⅓ kopje geraspte zoete aardappelen
- 2 eetlepels dun gesneden viskuit
- 2 eetlepels gehakte verse koriander
- 2 eetlepels paleo chipotle mayonaise (zie recept)
- 1 eetlepel vers citroensap
- 1 theelepel Mexicaanse kruiden (zie recept)
- Zwarte peper
- 4 eetlepels olijfolie
- 1 recept voor courgettelinten (zie recept, onderstaand)
- 4 gepocheerde eieren (zie zie recept voor bloemkoolsteaks en eieren)
- Tomatillo en mangosalsa (zie recept, onderstaand)
- 1 rijpe avocado, geschild, ontpit en in plakjes gesneden

1. Gebruik voor de zalmburgers een vork in een grote kom om de gekookte zalm in kleine stukjes te verdelen. Voeg het eiwit, amandelmeel, zoete aardappelen, lente-uitjes, koriander, paleo chipotle mayonaise, limoensap, Mexicaanse kruiden en peper naar smaak toe. Meng voorzichtig om te combineren. Verdeel het

mengsel in acht porties; Vorm van elke portie een burger. Leg de empanadas op een met bakpapier beklede bakplaat. Dek af en zet minstens 30 minuten in de koelkast voordat u gaat grillen. (De cake kan 1 dag voor het serveren in de koelkast worden bewaard.)

2. Verwarm de oven voor op 300 ° F. Verhit 2 eetlepels olijfolie op middelhoog vuur in een grote koekenpan met anti-aanbaklaag. Voeg de helft van de cakes toe aan de pan; kook ongeveer 8 minuten of tot ze goudbruin zijn en draai de cakes halverwege het koken. Leg de cakes op een andere met bakpapier beklede bakplaat en houd ze warm in de oven. Bak de resterende cakes in de resterende 2 eetlepels olie zoals aangegeven.

3. Plaats voor het serveren de courgettereepjes in een nestje op elk van de vier serveerborden. Beleg elk gerecht met 2 zalmkoekjes, een gepocheerd ei, wat tomatillo-mangosalsa en plakjes avocado.

Courgettelinten: Snij van 2 courgettes de uiteinden af. Snijd met een mandoline of dunschiller lange reepjes van elke courgette. (Om de linten intact te houden, stop je met scheren zodra je de zaadkern in het midden van de pompoen hebt bereikt.) Verhit 1 eetlepel olijfolie op middelhoog vuur in een grote koekenpan. Voeg courgette en ⅛ theelepel gemalen komijn toe; kook 2 tot 3 minuten of tot ze knapperig zijn, gebruik een tang om de linten voorzichtig te gooien zodat ze gelijkmatig koken. Besprenkel met limoensap.

Tomatillo-Mango Salsa: Verwarm de oven voor op 200°C. Schil 8 tomaten en snijd ze doormidden. Leg de tomaten op bakplaat; 1 kopje gehakte ui; 1 verse jalapeño, gehakt en zonder zaadjes; en 2 teentjes knoflook, gepeld. Besprenkel met 1 eetlepel olijfolie; ter dekking gooien. Rooster de groenten ongeveer 15 minuten of tot ze zacht en bruin beginnen te worden. Laat 10 minuten afkoelen.

Doe de groenten en eventuele sappen in een keukenmachine. Voeg ¾ kopje geschilde en gehakte mango en ¼ kopje verse koriander toe. Dek af en pulseer om grof te hakken. Breng de saus over in een kom; voeg extra ¾ kopje gehakte en geschilde mango toe. (De saus kan 1 dag van tevoren worden gemaakt en in de koelkast worden bewaard. Breng voor het serveren op kamertemperatuur.)

*Tip: Verwarm voor gekookte zalm de oven voor op 425°F. Plaats een zalmfilet van 8 ons op een met bakpapier beklede bakplaat. Bak 6 tot 8 minuten per visdikte van ½ inch of totdat de vis gemakkelijk loslaat als je hem met een vork test.

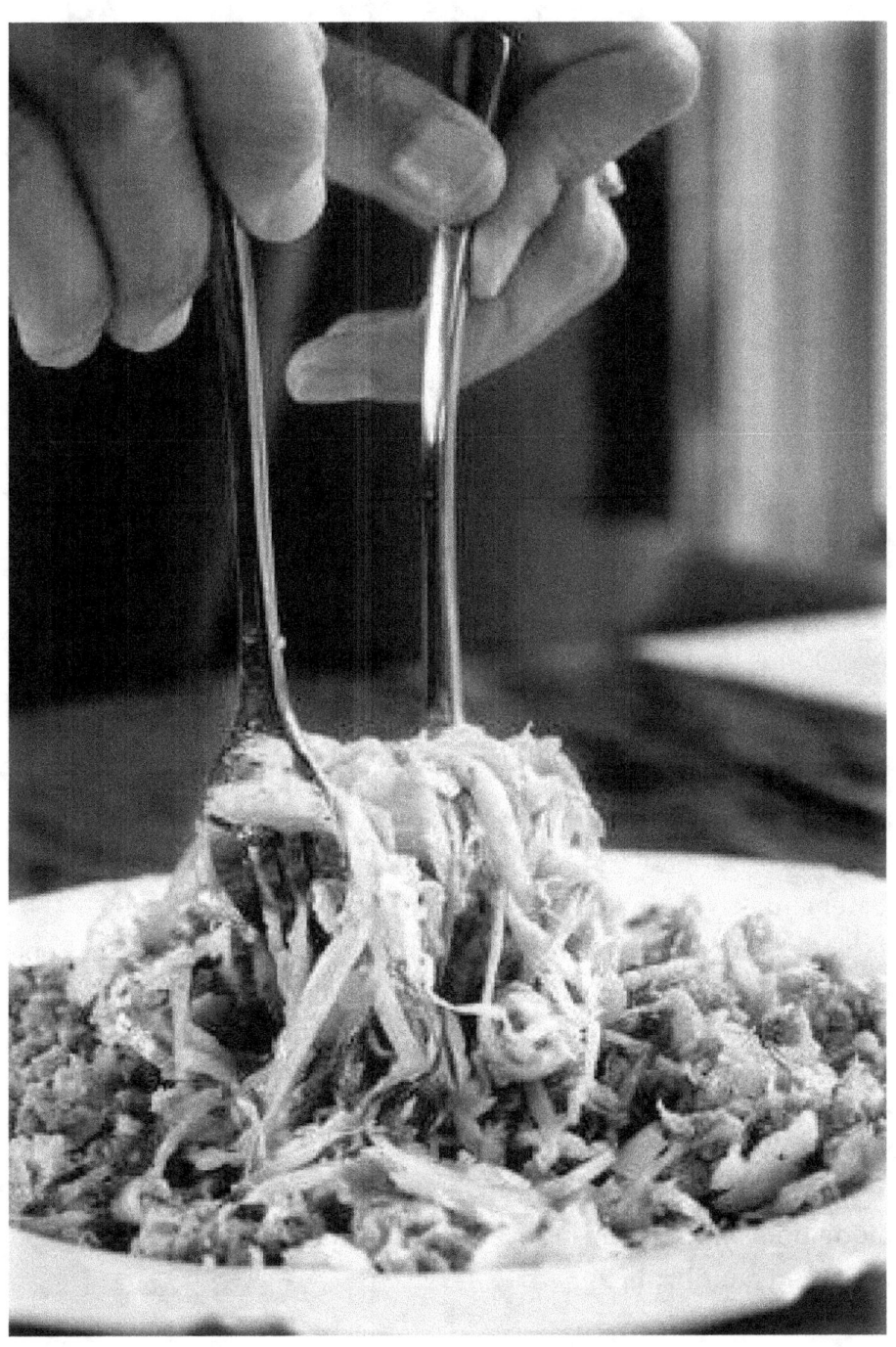

APPEL EN VLAS JACKS

BEGIN TOT EIND: 30 minuten opbrengst: 4 porties

DEZE BLOEMLOZE FLAPJACKS ZIJN KNAPPERIGAAN DE BUITENKANT EN ZACHT AAN DE BINNENKANT. GEMAAKT MET GERASPTE APPEL EN EEN BEETJE LIJNMEEL EN EI OM ZE SAMEN TE BINDEN, DIT IS EEN ONTBIJT DAT KINDEREN (EN OOK VOLWASSENEN) ZULLEN VERSLINDEN.

- 4 grote eieren, lichtgeklopt
- 2 grote appels, ongeschild, ontpit en fijn geraspt
- ½ kopje vlasmeel
- ¼ kopje fijngehakte walnoten of pecannoten
- 2 theelepels fijngehakte sinaasappelschil
- 1 theelepel puur vanille-extract
- 1 theelepel gemalen kardemom of kaneel
- 3 eetlepels ongeraffineerde kokosolie
- ½ kopje amandelboter
- 2 theelepels fijngehakte sinaasappelschil
- ¼ theelepel gemalen kardemom of kaneel

1. Meng in een grote kom de eieren, gehakte appels, vlasmeel, walnoten, sinaasappelschil, vanille en 1 theelepel kardemom. Roer tot alles goed gemengd is. Laat het deeg 5 tot 10 minuten rusten om in te dikken.

2. Smelt 1 eetlepel kokosolie op middelhoog vuur in een bakplaat of koekenpan. Giet voor elke Apple-Flax Jack ongeveer ⅓ kopje beslag op de bakplaat en spreid het lichtjes uit. Kook op middelhoog vuur gedurende 3 tot 4 minuten aan elke kant of tot de boeren goudbruin zijn.

3. Verwarm ondertussen de amandelboter in een kleine magnetronbestendige kom op laag vuur tot het smeerbaar is. Serveer bovenop Apple-Flax Jacks en bestrooi met sinaasappelschil en extra kardemom.

PALEO SINAASAPPEL GEMBER GRANOLA

VOORBEREIDING: 15 minuten koken: 5 minuten trekken: 4 minuten bakken: 27 minuten afkoelen: 30 minuten Opbrengst: 8 (½ kopje) porties

DEZE KNAPPERIGE "GRANEN" VAN NOTEN EN GEDROOGD FRUIT HET IS HEERLIJK MET AMANDEL- OF KOKOSMELK EN GEGETEN MET EEN LEPEL, MAAR HET IS OOK EEN HEERLIJK ONTBIJT OF TUSSENDOORTJE VOOR ONDERWEG, DROOG GEGETEN.

- ⅔ kopje vers sinaasappelsap
- Een stuk verse gember van 1½ inch, geschild en in dunne plakjes gesneden
- 1 theelepel groene theeblaadjes
- 2 eetlepels ongeraffineerde kokosolie
- 1 kopje rauwe amandelen, grof gehakt
- 1 kop rauwe macadamianoten
- 1 kopje rauwe gepelde pistachenoten
- ½ kopje ongezoete kokoschips
- ¼ kopje gehakte gedroogde abrikozen zonder zout of suiker
- 2 eetlepels geschilde, gedroogde, gehakte, ongezwavelde en ongezoete gedroogde vijgen
- 2 eetlepels ongezoete gouden rozijnen
- Ongezoete amandelmelk of kokosmelk

1. Verwarm de oven voor op 325 ° F. Verhit het sinaasappelsap in een kleine pan tot het kookt. Voeg gemberplakken toe. Laat het onafgedekt ongeveer 5 minuten sudderen of tot het is ingekookt tot ongeveer ⅓ kopje. Ga uit het vuur; groene theeblaadjes toevoegen. Dek af en laat 4 minuten staan. Giet het sinaasappelsapmengsel door een fijne zeef. Gooi de theeblaadjes en de plakjes gember weg. Voeg kokosolie toe aan het hete sinaasappelsapmengsel en roer tot het gesmolten is. Meng

amandelen, macadamianoten en pistachenoten in een grote kom. Voeg het sinaasappelsapmengsel toe; ter dekking gooien. Verdeel gelijkmatig over een bakvorm met grote rand.

2. Bak onafgedekt gedurende 15 minuten en roer halverwege de baktijd. Voeg kokosnootvlokken toe; Roer het mengsel en verdeel het in een gelijkmatige laag. Bak nog eens 12 tot 15 minuten of tot de noten geroosterd en goudbruin zijn, één keer roeren. Voeg abrikozen, vijgen en rozijnen toe; roer tot alles goed gemengd is. Verdeel de granola op een groot stuk folie of een bakplaat met schone randen; volledig afkoelen. Serveer met amandel- of kokosmelk.

Bewaren: Plaats de granola in een luchtdichte verpakking; Bewaren bij kamertemperatuur gedurende maximaal 2 weken of in de vriezer gedurende maximaal 3 maanden.

PERZIK- EN BESSENSTOOFPOT MET KNAPPERIGE KOKOSNOOT EN GEROOSTERDE AMANDELEN

VOORBEREIDING:20 minuten bakken: 1 uur koken: 10 minuten voorbereiding: 4 tot 6 porties

BEWAAR HET VOOR HET PERZIKSEIZOEN- MEESTAL EIND JULI, AUGUSTUS EN BEGIN SEPTEMBER IN HET GROOTSTE DEEL VAN HET LAND - WANNEER PERZIKEN HET ZOETST EN SAPPIGST ZIJN. HET IS EEN HEERLIJK ONTBIJT, MAAR KAN OOK ALS DESSERT GEGETEN WORDEN.

6 rijpe perziken

½ kopje ongezouten en ongezoete gedroogde perziken, fijngehakt*

¾ kopje vers sinaasappelsap

¼ kopje ongeraffineerde kokosolie

½ theelepel gemalen kaneel

1 kop ongezoete kokosvlokken

1 kopje rauwe amandelen, grof gehakt

¼ kopje rauwe, ongezouten zonnebloempitten

1 eetlepel vers citroensap

1 vanilleboon, gespleten en zaadjes verwijderd, geschraapt

1 kop grof gesneden frambozen, bosbessen, bramen en/of aardbeien

1. Breng 8 kopjes water aan de kook in een grote pan. Snijd met een scherp mes een platte X in de bodem van elke perzik. Dompel perziken, twee tegelijk, onder in kokend water gedurende 30 tot 60 seconden of totdat de schil begint te splijten. Doe de perziken met een schuimspaan in een grote kom met ijswater. Als het voldoende koel is om te hanteren, gebruik dan een mes of je vingers om de huid te verwijderen; gooi de huiden weg. Snijd perziken in partjes en gooi de pitten weg; opzij zetten.

2. Verwarm de oven voor op 250 ° F. Bekleed een grote bakplaat met bakpapier. Meng in een keukenmachine of blender 1 kopje perziksegmenten, de gedroogde perziken, ¼ kopje sinaasappelsap, kokosolie en kaneel. Bedek en verwerk of meng tot een gladde massa; opzij zetten.

3. Meng kokosnootvlokken, amandelen en zonnebloempitten in een grote kom. Voeg het perzikpureemengsel toe. Gooi om te coaten. Breng het notenmengsel over op de voorbereide bakplaat en verdeel het gelijkmatig. Bak gedurende 60 tot 75 minuten of tot het droog en knapperig is, af en toe roeren. (Pas op dat u zich niet verbrandt; het mengsel wordt knapperiger naarmate het afkoelt.)

4. Doe ondertussen de overgebleven perzikpartjes in een middelzware pan. Voeg het resterende ½ kopje sinaasappelsap, citroensap en gespleten vanillestokje (met zaden) toe. Breng op middelhoog vuur aan de kook, af en toe roeren. Zet het vuur laag; Laat sudderen, onafgedekt, gedurende 10 tot 15 minuten of tot het ingedikt is, af en toe roeren. Verwijder het vanillestokje. Voeg de bessen toe. Kook gedurende 3 tot 4 minuten of tot de bessen zijn opgewarmd.

5. Schep de gestoofde perziken in kommen om te serveren. Bestrooi elke portie met het notenmengsel.

*Opmerking: als u geen gedroogde ongezwavelde perziken kunt vinden, kunt u in plaats daarvan een ⅓ kopje gehakte gedroogde ongezwavelde abrikozen gebruiken.

ENERGIESMOOTHIES VAN AARDBEIEN EN MANGO

VOORBEREIDING:15 minuten kooktijd: 30 minuten Voor: 4 (ongeveer 8 ounces) porties

BIETEN IN DIT ONTBIJTDRANKJEWAARDOOR HET EEN BOOST KRIJGT VAN VITAMINES EN MINERALEN EN EEN PRACHTIGE RODE TINT. HET EIWITPOEDER LEVERT EIWITTEN EN WORDT OPGEKLOPT TERWIJL DE DRANK WORDT GEMENGD, VOOR EEN LICHTERE, SCHUIMIGE SHAKE.

- 1 middelgrote biet, geschild en in vieren (ongeveer 4 ons)
- 2½ kopjes gepelde verse aardbeien
- 1½ kopjes bevroren ongezoete mangostukjes*
- 1¼ kopjes ongezoete kokosmelk of amandelmelk
- ¼ kopje ongezoet granaatappelsap
- ¼ kopje ongezouten amandelboter
- 2 theelepels eiwitpoeder

1. Kook de bieten, afgedekt, in een middelgrote pan in een kleine hoeveelheid kokend water gedurende 30 tot 40 minuten** of tot ze heel zacht zijn. Giet de bieten af; Giet koud water over de bieten om ze snel af te koelen. Goed laten uitlekken.

2. Meng de bieten, aardbeien, mangostukjes, kokosmelk, granaatappelsap en amandelboter in een blender. Dek af en mix tot een gladde massa, stop om indien nodig langs de zijkanten van de blender te schrapen. Voeg eiwitpoeder toe. Dek af en meng tot alles gemengd is.

*Opmerking: om verse mangostukjes in te vriezen, plaatst u de gesneden mango in een enkele laag in een bakvorm van 15x10x1 inch bekleed met vetvrij papier. Dek losjes af en vries enkele uren in, of tot het zeer stevig is. Breng bevroren mangostukjes over naar een luchtdichte verpakking; Bevries maximaal 3 maanden.

**Let op: Bieten kunnen maximaal 3 dagen van tevoren worden gekookt. Koel de bieten volledig af. Bewaar in een goed gesloten container in de koelkast.

DATUM-SMOOTHIES

BEGIN TOT EIND:10 minuten maakt: 2 porties (ongeveer 8 ounces)

HET IS EEN PALEOBENADERINGDE ROMIGE DADELSHAKE, VAAK GEMAAKT MET IJS, POPULAIR IN ZUID-CALIFORNIË SINDS DE JAREN 30. MET DADELS, BEVROREN BANAAN, AMANDELBOTER, AMANDELMELK EN EIWITPOEDER IS DEZE VERSIE ABSOLUUT VOEDZAMER. VOOR EEN CHOCOLADEVERSIE VOEG JE 1 EETLEPEL ONGEZOET CACAOPOEDER TOE.

⅓ kopje ontpitte, gehakte Medjool-dadels

1 kopje ongezoete amandel- of kokosmelk (eventueel met vanille)

1 rijpe banaan, bevroren en in plakjes gesneden

2 eetlepels amandelboter

1 eetlepel eiwitpoeder

1 eetlepel ongezoet cacaopoeder (optioneel)

½ theelepel vers citroensap

⅛ tot ¼ theelepel gemalen nootmuskaat*

1. Meng dadels en ½ kopje water in een kleine kom. Magnetron op de hoogste stand gedurende 30 seconden of tot de dadels zacht zijn; laat het water weglopen.

2. Meng dadels, amandelmelk, plakjes banaan, amandelboter, eiwitpoeder, cacaopoeder (indien gebruikt), citroensap en nootmuskaat in een blender. Dek af en meng tot een gladde massa.

*Tip: Als u cacaopoeder gebruikt, gebruik dan ¼ theelepel gemalen nootmuskaat.

CHORIZO GEVULDE JALAPENOS

VOORBEREIDING: 30 minuten bakken: 25 minuten voorbereiding: 12 hapjes

EEN SLEUTELCREME VAN CASHEWNOTEN, LIMOEN EN KORIANDERKOEL HET VUUR AF MET DEZE PITTIGE SNACKS. VOOR EEN MILDERE SMAAK VERVANGT U DE JALAPENOS DOOR 6 MINIATUURPAPRIKA'S, ZONDER STEEL, ZONDER ZAADJES EN VERTICAAL GEHALVEERD.

- 2 theelepels ancho chilipoeder*
- 1½ theelepel gegranuleerde knoflook zonder bewaarmiddelen
- 1½ theelepel gemalen komijn
- ¾ theelepel gedroogde oregano
- ¾ theelepel gemalen koriander
- ½ theelepel zwarte peper
- ¼ theelepel gemalen kaneel
- ⅛ theelepel gemalen kruidnagel
- 12 ons gemalen varkensvlees
- 2 eetlepels rode wijnazijn
- 6 grote jalapeno-paprika's, horizontaal gehalveerd en zonder zaadjes** (laat de stelen indien mogelijk intact)
- ½ kopje cashewroom (zie recept)
- 1 eetlepel fijngehakte verse koriander
- 1 theelepel fijn geraspte limoenschil

1. Verwarm de oven voor op 400 ° F.

2. Meng voor de chorizo het chilipoeder, de knoflook, komijn, oregano, koriander, zwarte peper, kaneel en kruidnagel in een kleine kom. Doe het varkensvlees in een middelgrote kom. Maak het voorzichtig los met je handen. Strooi het kruidenmengsel over varkensvlees; azijn toevoegen. Bewerk het vleesmengsel voorzichtig tot de kruiden en azijn gelijkmatig verdeeld zijn.

3. Vul de chorizo in jalapeñohelften, verdeel ze gelijkmatig en vorm een lichte klont (de chorizo zal tijdens het koken krimpen). Plaats de gevulde jalapeñohelften op een bakplaat met grote randen. Bak gedurende 25 tot 30 minuten of tot chorizo gaar is.

4. Meng ondertussen in een kleine kom de cashewroom, koriander en limoenschil. Besprenkel de gevulde jalapenos met het cashewroommengsel voordat u ze serveert.

*Opmerking: Vervang indien gewenst 2 eetlepels paprikapoeder en ¼ theelepel gemalen cayennepeper door het ancho-chilipoeder.

**Tip: Chilipepers bevatten oliën die de huid, ogen en gevoelig weefsel in de neus kunnen verbranden. Vermijd zoveel mogelijk direct contact met de snijranden en zaden van de chilipepers. Als uw blote handen een van deze delen van de paprika aanraken, was uw handen dan grondig met zeep en warm water.

GEROOSTERDE BIETENHAPJES MET SINAASAPPEL- EN WALNOOTMOTREGEN

VOORBEREIDING:20 minuten bakken: 40 minuten marineren: 8 uur voorbereiding: 12 porties

WALNOOTOLIE MAG NOOIT WORDEN GEBRUIKT OM TE KOKEN.BIJ VERHITTING MAAKT DE HOGE CONCENTRATIE AAN MEERVOUDIG ONVERZADIGDE VETTEN HET VATBAAR VOOR OXIDATIE EN BEDERF, MAAR HET WORDT PERFECT GEBRUIKT IN GERECHTEN DIE KOUD OF OP KAMERTEMPERATUUR WORDEN GESERVEERD, ZOALS DEZE.

- 3 grote bieten, bijgesneden en geschild (ongeveer 1 pond)
- 1 eetlepel olijfolie
- ¼ kopje walnootolie
- 1½ theelepel fijngehakte sinaasappelschil
- ¼ kopje vers sinaasappelsap
- 2 theelepels vers citroensap
- 2 eetlepels fijngehakte walnoten, geroosterd*

1. Verwarm de oven voor op 425 ° F. Snij elke biet in 8 partjes. (Als de bieten kleiner zijn, snijd ze dan in partjes van ½ inch. Je hebt in totaal ongeveer 24 partjes nodig.) Doe de bieten in een kom van 2 kwart gallon; Besprenkel met de olijfolie en schep om. Bedek het bord met aluminiumfolie. Bak, afgedekt, gedurende 20 minuten. Voeg de rode biet toe en rooster deze nog eens 20 minuten, onafgedekt, of tot de rode biet gaar is. Laat het een beetje afkoelen.

2. Meng ondertussen voor de marinade de walnootolie, sinaasappelschil, sinaasappelsap en citroensap in een kleine kom.

Giet de marinade over de bieten; dek af en zet 8 uur of een nacht in de koelkast. Giet de marinade af.

3. Doe de rode biet in een serveerschaal en bestrooi met de geroosterde walnoten. Serveer met pieken.

*Tip: Om noten te roosteren, spreid ze uit op een ondiepe bakplaat. Bak in een oven van 350 ° F gedurende 5 tot 10 minuten of tot ze lichtbruin zijn, waarbij u de pan een of twee keer schudt. Let goed op, zodat ze niet verbranden.

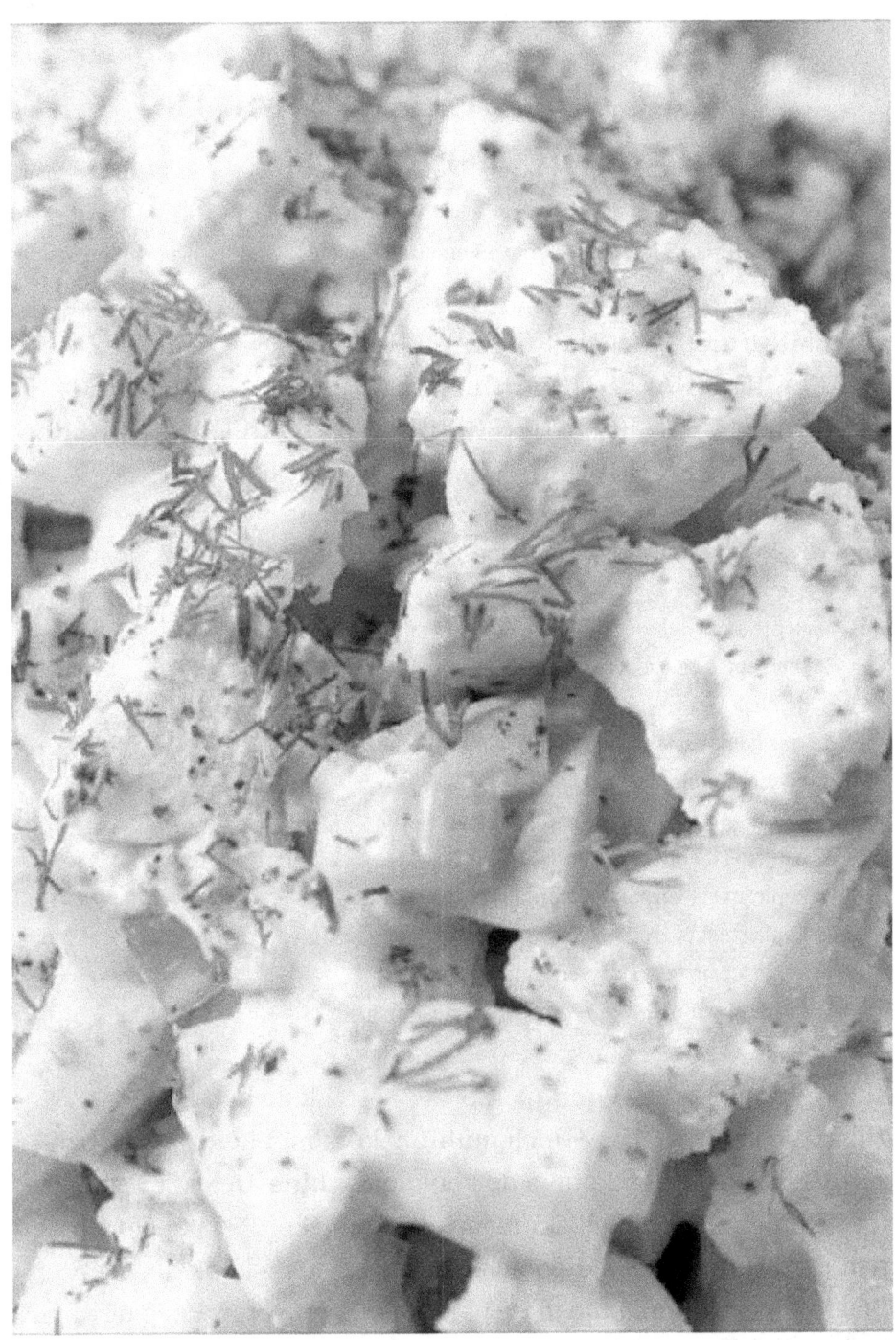

BLOEMKOOLCUPS MET KRUIDENPESTO EN LAMSVLEES

VOORBEREIDING:45 minuten koken: 15 minuten koken: 10 minuten voorbereiding: 6 porties

BLOEMKOOLCUPS ZIJN ERG LICHTEN ZACHT. SERVEER DEZE SMAKELIJKE SNACKS MISSCHIEN MET VORKEN, ZODAT GASTEN ELKE LAATSTE HAP KUNNEN KRIJGEN EN TOCH HUN MANIEREN INTACT KUNNEN HOUDEN.

- 2 eetlepels geraffineerde kokosolie, gesmolten
- 4 kopjes grof gesneden verse bloemkool
- 2 grote eieren
- ½ kopje amandelmeel
- ¼ theelepel zwarte peper
- 4 kleine potjes
- 12 ons gemalen lamsvlees of gemalen varkensvlees
- 3 teentjes knoflook, fijngehakt
- 12 kerstomaatjes of druiventomaten, in vieren
- 1 theelepel mediterrane kruiden (zie recept)
- ¾ kopje stevig verpakte verse koriander
- ½ kopje stevig verpakte verse peterselie
- ¼ kopje stevig verpakte verse munt
- ⅓ kopje pijnboompitten, geroosterd (zie aanwijzing)
- ¼ kopje olijfolie

1. Verwarm de oven voor op 425 ° F. Bestrijk de bodem en zijkanten van twaalf 2½-inch muffinbekers met kokosolie. Opzij zetten. Doe de bloemkool in de keukenmachine. Dek af en pulseer tot de bloemkool fijngehakt maar niet gepureerd is. Vul een grote pan met water tot een diepte van 2,5 cm; aan de kook brengen. Plaats een stoommandje in de pan boven het water. Voeg de bloemkool toe aan het stoommandje. Dek af en stoom gedurende 4

tot 5 minuten of tot ze gaar zijn. Haal het stoommandje met de bloemkool uit de pan en plaats het op een groot bord. Laat de bloemkool iets afkoelen.

2. Klop de eieren lichtjes met een garde in een grote kom. Voeg de afgekoelde bloemkool, amandelmeel en peper toe. Schep het bloemkoolmengsel gelijkmatig in de voorbereide muffinbekers. Druk met je vingers en de achterkant van een lepel de bloemkool in de bodem en zijkanten van de kopjes.

3. Bak de bloemkoolcups gedurende 10 tot 15 minuten of tot de bloemkoolcups lichtbruin zijn en het midden stevig is. Plaats het op een rooster, maar haal het niet uit de pan.

4. Snijd ondertussen de lente-uitjes in dunne plakjes en houd de witte onderkant gescheiden van de groene bovenkant. Kook het lamsvlees, de witte onderkant gesneden uit sint-jakobsschelpen en de knoflook in een grote koekenpan op middelhoog vuur tot het vlees gaar is, roer met een houten lepel om het vlees te breken terwijl het kookt. Giet het vet af. Voeg de groene delen van de lente-uitjes, tomaten en mediterrane kruiden toe. Kook en roer gedurende 1 minuut. Schep het lamsmengsel gelijkmatig in de bloemkoolbekers.

5. Meng voor de kruidenpesto de koriander, peterselie, munt en pijnboompitten in een keukenmachine. Dek af en verwerk tot het mengsel fijngehakt is. Terwijl de processor draait, voegt u langzaam olie toe via de toevoerbuis totdat het mengsel goed gemengd is.

6. Ga met een dun, scherp mes langs de randen van de bloemkoolcups. Haal de kopjes voorzichtig uit de pan en plaats ze

op een serveerschaal. Schep de kruidenpesto over de bloemkoolcups.

SPINAZIE ARTISJOK DRESSING

BEGIN TOT EIND:20 minuten opbrengst: 6 porties

HET LIJKT EROP DAT BIJNA ELKE VAKANTIEZET EEN VERSIE VAN SPINAZIE EN ARTISJOKKENDIP OP TAFEL, WARM OF KOUD, OMDAT MENSEN ER DOL OP ZIJN. HELAAS HOUDEN COMMERCIEEL GEPRODUCEERDE VERSIES, EN ZELFS DE MEESTE ZELFGEMAAKTE VERSIES, NIET VAN JE. DEZE DOET HET.

- 1 eetlepel extra vergine olijfolie
- 1 kopje gehakte zoete ui
- 3 teentjes knoflook, fijngehakt
- 1 doos van 9 ounce bevroren artisjokharten, ontdooid
- ¾ kopje Paleo Mayo (zie recept)
- ¾ kopje cashewroom (zie recept)
- ½ theelepel fijn geraspte citroenschil
- 2 theelepels vers citroensap
- 2 theelepels gerookte kruiden (zie recept)
- 2 dozen van 10 ounce bevroren gehakte spinazie, ontdooid en goed gedraineerd
- Diverse gesneden groenten zoals komkommers, wortelen en rode paprika

1. Verhit olijfolie op middelhoog vuur in een grote koekenpan. Voeg ui toe; kook en roer ongeveer 5 minuten of tot het doorschijnend is. Voeg knoflook toe; kook gedurende 1 minuut.

2. Doe ondertussen de uitgelekte artisjokken in een keukenmachine voorzien van een hak-/blendmes. Dek af en pulseer tot het fijngehakt is; opzij zetten.

3. Meng in een kleine kom de Paleo Mayo en Cashew Cream. Voeg citroenschil, citroensap en rookkruiden toe; opzij zetten.

4. Voeg de gehakte artisjokken en spinazie toe aan het uienmengsel in de pan. Voeg mayonaisemengsel toe; warmte door. Serveer met gesneden groenten.

AZIATISCHE GEHAKTBALLETJES MET STERANIJSSAUS

VOORBEREIDING:30 minuten koken: 5 minuten per batch Opbrengst: 8 porties

VOOR DIT RECEPT HEB JE NODIGSTENGELS EN RIBBEN VAN 1 BOSJE MOSTERDGROEN. MAAK DIT OP HETZELFDE MOMENT DAT JE SESAM-MOSTERDCHIPS MAAKT (ZIERECEPT) OF BEGIN MET EEN HANDVOL MOSTERDGROEN EN HAK DE KLEINERE BLADEREN SAMEN MET DE STENGELS EN RIBBEN VOOR GEHAKTBALLETJES, EN BEWAAR DE GROTERE BLADEREN OM TE SAUTEREN MET KNOFLOOK ALS SNELLE GARNERING.

- stengels en ribben van 1 bosje mosterdgroen
- 1 stuk verse gember van 15 cm, geschild en in plakjes gesneden
- 12 ons gemalen varkensvlees
- 12 ons gemalen kalkoen (donker en wit vlees)
- ½ theelepel zwarte peper
- 4 kopjes runderbottenbouillon (zierecept) of runderbouillon zonder toegevoegd zout
- anijs 2 sterren
- ½ kopje fijngehakte bieslook
- 3 theelepels fijngehakte sinaasappelschil
- 2 eetlepels appelazijn
- 1 theelepel hete chili-olie (zierecept, hieronder) (optioneel)
- 8 boerenkoolbladeren
- 1 eetlepel fijngehakte bieslook
- 2 theelepels gemalen rode peper

1. Snijd de stengels en nerven van de mosterdblaadjes grof; plaats in de keukenmachine. Dek af en verwerk tot het fijngehakt is. (Je zou 2 kopjes moeten hebben). Doe in een grote kom. Doe de gesneden gember in de keukenmachine; bedek en verwerk tot fijngemalen. Voeg ¼ kopje gemalen gember, gemalen

varkensvlees, gemalen kalkoen en zwarte peper toe aan de kom. Meng voorzichtig tot alles goed gemengd is. Vorm van het vleesmengsel 32 mini-gehaktballetjes met ongeveer 1 eetlepel vleesmengsel per gehaktbal.

2. Meng voor de steranijssaus in een middelgrote pan 2 eetlepels opzij gezette gemalen gember, 2 kopjes runderbottenbouillon, 1 steranijs, ¼ kopje sjalot, 2 theelepels sinaasappelschil, de azijn, appelcider en, indien gewenst, Hot Chili Oil . Aan de kook brengen; verminder hitte. Laat sudderen, afgedekt, terwijl de gehaktballetjes koken.

3. Meng ondertussen de resterende 2 eetlepels gemalen gember, 2 kopjes bouillon, 1 steranijs, ¼ kopje pompoen en 1 theelepel sinaasappelschil in een andere middelgrote pan. Aan de kook brengen; Voeg zoveel gehaktballetjes toe als er in het kookvocht kunnen drijven, zonder dat ze zich verdringen. Kook gehaktballetjes gedurende 5 minuten; verwijder met een schuimspaan. Houd gekookte gehaktballetjes warm op een serveerschaal terwijl de resterende gehaktballetjes koken. Gooi het kookvocht weg.

4. Haal de dipsaus van het vuur. Zeef en gooi vaste stoffen weg.

5. Leg voor het serveren een koolblad op een aperitiefbord en leg op elk blad 4 gehaktballetjes. Besprenkel met hete saus; bestrooi met lente-uitjes en gemalen rode peper.

Pittige olie: Verhit 2 eetlepels zonnebloemolie in een kleine pan op middelhoog vuur; Voeg 2 theelepels gemalen rode peper en 2 hele gedroogde ancho chilipepers toe. Kook gedurende 1 minuut of tot de chilipepers beginnen te sissen (laat ze niet bruin worden, anders moet je opnieuw beginnen). Voeg ¾ kopje zonnebloemolie toe; verwarmen tot warm. Ga weg van de hitte; Laat afkoelen tot kamertemperatuur. Zeef de olie door een fijnmazige zeef; gooi chilipepers weg. Bewaar de olie in een luchtdichte verpakking of glazen pot in de koelkast gedurende maximaal 3 weken.

GEVULDE EIEREN

BEGIN TOT EIND: 25 minuten opbrengst: 12 porties

KIEST U VOOR DE WASABI GEVULDE EIEREN, ZORG ERVOOR DAT JE OP ZOEK BENT NAAR EEN WASABIPOEDER DAT ALLEEN NATUURLIJKE INGREDIËNTEN BEVAT, ZONDER ZOUT OF KUNSTMATIGE KLEURSTOFFEN. WASABI IS EEN WORTEL DIE WORDT GERASPT EN VERS OF GEDROOGD WORDT GEBRUIKT EN TOT POEDER WORDT VERMALEN. HOEWEL 100% WASABIPOEDER BUITEN JAPAN MOEILIJK TE VINDEN IS (EN ERG DUUR), ZIJN ER IN DE HANDEL VERKRIJGBARE WASABIPOEDERS DIE ALLEEN WASABI, MIERIKSWORTEL EN GEDROOGDE MOSTERD BEVATTEN.

- 6 hardgekookte eieren, gepeld*
- ¼ kopje Paleo Mayo (zie recept)
- 1 theelepel Dijon-mosterd (zie recept)
- 1 theelepel azijn of witte wijnazijn
- ½ theelepel zwarte peper
- Gerookte paprika of verse takjes peterselie

1. Snijd de eieren horizontaal doormidden. Verwijder de eierdooiers en plaats ze in een middelgrote kom. Schik de eiwitten op een serveerschaal.

2. Pureer de dooiers met een vork. Voeg Paleo Mayo, mosterd in Dijon-stijl, azijn en zwarte peper toe. Goed mengen.

3. Giet het eigeelmengsel in de eiwithelften. Dek af en zet in de koelkast tot klaar om te serveren. Garneer met paprikapoeder of takjes peterselie.

Wasabi Deviled Eggs: Bereid zoals aangegeven, maar laat de Dijonmosterd weg en gebruik ¼ kopje plus 1 theelepel Paleo Mayo. Meng in een kleine kom 1 theelepel wasabipoeder en 1 theelepel water tot een pasta. Roer het eierdooiermengsel erdoor, samen met ¼ kopje dun gesneden lente-uitjes. Garneer met gesneden Sint-Jakobsschelpen.

Chipotle Deviled Eggs: Bereid zoals aangegeven, behalve dat je ¼ kopje fijngehakte koriander, 2 eetlepels fijngehakte rode ui en ½ theelepel gemalen chipotle chili toevoegt aan het dooiermengsel. Bestrooi met extra gemalen chipotle chili.

Avocado Ranch Deviled Eggs: Reduceer Paleo Mayo tot 2 eetlepels en laat de mosterd en Dijon-azijn weg. Voeg ¼ kopje gepureerde avocado, 2 eetlepels gehakte verse bieslook, 1 eetlepel vers citroensap, 1 eetlepel gehakte peterselie, 1 theelepel gehakte dille, ½ theelepel uienpoeder en ¼ theelepel knoflookpoeder toe aan het eigeelmengsel. Garneer met fijngehakte bieslook.

*Tip: Om hardgekookte eieren te koken, plaatst u de eieren in een enkele laag in een grote pan. Bedek met koud water met 1 inch. Breng op hoog vuur aan de kook. Ga weg van de hitte. Dek af en laat 15 minuten staan; laten leeglopen. Giet koud water over eieren; weer leeglopen.

GEROOSTERDE AUBERGINE- EN ROMESCO-BROODJES

VOORBEREIDING: 45 minuten Grill: 10 minuten Bakken: 15 minuten Maken: ongeveer 24 broodjes

ROMESCO IS VAN OUDSHER EEN SPAANSE SAUS GEMAAKT VAN GEROOSTERDE RODE PAPRIKA'S, GEPUREERD MET TOMATEN, OLIJFOLIE, AMANDELEN EN KNOFLOOK. MET DIT RECEPT MAAK JE ONGEVEER 2½ KOPJES BOUILLON. BEWAAR DE OVERGEBLEVEN SAUS MAXIMAAL 1 WEEK IN EEN GOED AFGESLOTEN BAKJE IN DE KOELKAST. GEBRUIK OP GEROOSTERD OF GEGRILD VLEES, GEVOGELTE, VIS OF GROENTEN.

- 3 rode paprika's, gehalveerd, zonder steel en zonder pit
- 4 romatomaten, ontpit
- 1 aubergine van 1 pond, uiteinden bijgesneden
- ½ kopje extra vergine olijfolie
- 1 eetlepel mediterrane kruiden (zie recept)
- ¼ kopje amandelen, geroosterd (zie aanwijzing)
- 3 eetlepels geroosterde knoflookvinaigrette (zie recept)
- Extrafijn gefilterde olijfolie

1. Verwarm voor de romescosaus de grill voor met het ovenrek op 10 tot 15 centimeter van het verwarmingselement. Bekleed een omrande bakplaat met aluminiumfolie. Leg de paprika's met de snijzijde naar beneden en de tomaten op de voorbereide bakplaat. Bak ongeveer 10 minuten of tot de schil zwart is. Verwijder de bakplaat van de grill en wikkel de groenten in folie; opzij zetten.

2. Verlaag de oventemperatuur tot 400°F. Snijd de aubergine met een mandoline of snijmachine in de lengte in plakjes van ¼ inch.

(Je zou ongeveer 12 tot 14 plakjes moeten hebben.) Bekleed twee bakplaten met aluminiumfolie; Schik aubergineplakken in een enkele laag op voorbereide bakplaten. Bestrijk beide zijden van de aubergineplakken met olijfolie; bestrooi met mediterrane kruiden. Bak ongeveer 15 minuten of tot ze zacht zijn, draai de plakjes één keer. Zet de gebakken aubergines opzij om af te koelen.

3. Meng in een keukenmachine de geroosterde paprika's en tomaten, amandelen en geroosterde knoflookvinaigrette. Dek af en verwerk tot een gladde saus. Voeg indien nodig extra olijfolie toe om een gladde saus te maken.

4. Bestrijk elk plakje geroosterde aubergine met ongeveer 1 theelepel romescosaus. Begin aan het korte uiteinde van de gegrilde aubergineplakken, rol elke plak in een spiraal en snij deze kruiselings doormidden. Zet elke rol vast met een houten tandenstoker.

WRAPS MET VLEES EN GROENTEN

BEGIN TOT EIND: 15 minuten maakt: 6 porties (12 wraps)

DEZE KNAPPERIGE BROODJES ZIJN BIJZONDER LEKKERGEMAAKT MET OVERGEBLEVEN LANGZAAM GEROOSTERDE OSSENHAAS (ZIE<u>RECEPT</u>). DOOR VLEES VÓÓR HET SNIJDEN TE KOELEN, WORDT HET ZUIVERDER GESNEDEN, ZODAT U DE DUNST MOGELIJKE PLAKJES VLEES KRIJGT.

- 1 kleine rode paprika, zonder steel, gehalveerd en zonder zaadjes
- 2 stukjes Engelse komkommer van 7,5 cm, in de lengte doormidden gesneden en ontpit
- 2 stukjes wortel van 3 inch, geschild
- ½ kopje daikon-radijsspruiten
- 1 pond overgebleven entrecote of ander overgebleven rosbief, gekoeld
- 1 avocado, geschild, ontpit en in 12 plakjes gesneden
- Chimichurrisaus (zie<u>recept</u>)

1. Snij de rode paprika, komkommer en wortel in lange stukken ter grootte van een luciferstokje.

2. Snijd de rosbief in dunne plakjes (je hebt 12 plakjes nodig). Snijd indien nodig stukken van ongeveer 4 x 2 inch. Leg voor elke wrap 4 plakjes rundvlees in een enkele laag op een schoon, droog werkoppervlak. Leg in het midden van elk stuk een plakje avocado, een stukje rode paprika, een stukje komkommer, een stukje wortel en een klein scheutje. Rol het vlees op en over de groenten. Leg de wikkels op een bord met de naad naar beneden (zet de wikkels indien nodig vast met tandenstokers). Herhaal dit twee keer om in totaal 12 omslagen te maken. Serveer met chimichurrisaus om te dippen.

ANDIJVIE JACOBSSCHELP EN AVOCADO BITES

BEGIN TOT EIND: 25 minuten geleden: 24 hapjes

ESCAROLEBLAADJES ZIJN GOEDE LEPELSOM ALLERLEI SOORTEN VULLING ZONDER VORK TE ETEN. HIER BEHOUDEN ZE EEN CITRUSACHTIGE AVOCADO- EN PEPERSMAAK, GEGARNEERD MET SNEL GESCHROEIDE CAJUN-JAKOBSSCHELPEN. HET RESULTAAT IS ZOWEL ROMIG ALS KNAPPERIG, FRIS EN WARM.

- 1 pond verse of bevroren Sint-Jakobsschelpen
- 1 tot 2 theelepels Cajunkruiden (zie recept)
- 24 middelgrote tot grote andijvieblaadjes (3 tot 4 kroppen andijvie)*
- 1 rijpe avocado, geschild, ontpit en in stukjes gesneden
- 1 rode of oranje paprika, fijngehakt
- 2 groene uien, gehakt
- 2 eetlepels heldere citrusvinaigrette (zie recept) of vers citroensap
- 1 eetlepel extra vergine olijfolie

1. Ontdooi de Sint-Jakobsschelpen, indien bevroren. Spoel de coquilles af en dep ze droog met keukenpapier. Meng de sint-jakobsschelpen in een middelgrote kom met Cajun-kruiden; opzij zetten.

2. Schik de escaroleblaadjes op een grote schaal. Meng in een middelgrote kom de avocado, paprika, groene uien en heldere citrusvinaigrette voorzichtig. Schep de escaroleblaadjes erover.

3. Verhit olijfolie in een grote koekenpan op middelhoog vuur.** Voeg sint-jakobsschelpen toe; kook gedurende 1 tot 2 minuten of tot het ondoorzichtig is, onder regelmatig roeren. Verdeel de sint-jakobsschelpen over het avocadomengsel en over de

andijvieblaadjes. Serveer onmiddellijk of dek af en laat maximaal 2 uur in de koelkast staan. Voor 24 hapjes.

*Opmerking: Bewaar de kleinere blaadjes om te hakken en toe te voegen aan een salade.

**Opmerking: Sint-jakobsschelpen hebben een fijne textuur en kunnen tijdens het koken gemakkelijk aan elkaar plakken. Een goed gekruide gietijzeren koekenpan heeft een anti-aanbakoppervlak dat een uitstekende keuze is voor deze klus.

GEKRUIDE OESTERZWAMCHIPS MET CITROEN-AIOLI

VOORBEREIDING:10 minuten bakken: 30 minuten afkoelen: 5 minuten bereiden: 4 tot 6 porties

DOE HET IN DE LENTE EN DE HERFST,WANNEER OESTERZWAMMEN IN OVERVLOED AANWEZIG ZIJN. OESTERZWAMMEN ZIJN NIET ALLEEN HEERLIJK WANNEER ZE WORDEN GEGRILD MET OLIJFOLIE EN VERSE KRUIDEN, MAAR ZIJN OOK EEN UITSTEKENDE BRON VAN EIWITTEN (TOT 30% EIWIT OP BASIS VAN DROOG GEWICHT) EN BEVATTEN ZE EEN STOF GENAAMD LOVASTATINE, DIE KAN HELPEN HET CHOLESTEROLGEHALTE IN HET BLOED TE VERLAGEN.

- 1 pond oesterzwammen, geschild
- 2 eetlepels extra vergine olijfolie
- 3 eetlepels gehakte verse rozemarijn, tijm, salie en/of oregano
- ½ kopje Paleo Aioli (knoflookmayonaise) (zie recept)
- ½ theelepel fijn geraspte citroenschil
- 1 eetlepel vers citroensap

1. Verwarm de oven voor op 400 ° F. Plaats een rooster op een grote bakplaat; opzij zetten. Doe de champignons, olijfolie en verse kruiden in een grote kom. Gooi om de champignons gelijkmatig te bedekken. Verdeel de champignons in een enkele laag op een rooster in de bakplaat.

2. Bak gedurende 30 tot 35 minuten of tot de champignons goudbruin, sissend en licht knapperig zijn. Laat 5 tot 10 minuten afkoelen voordat je het serveert (champignons worden bruin als ze afkoelen).

3. Meng voor de citroenaioli Paleo Aioli, de citroenschil en het citroensap in een kleine kom. Serveer met champignonchips.

WORTEL FRIETJES

BEGIN TOT EINDE: 30 MINUTEN

DEZE KNAPPERIGE CHIPS ZIJN ALLESNET ZO LEKKER ALS DEGENE DIE JE IN DE ZAK KOOPT, ZONDER GEBAKKEN TE ZIJN IN EEN POTENTIEEL SCHADELIJKE OLIE (ZOALS CANOLA OF SAFFLOER) EN OP SMAAK GEBRACHT MET TOEGEVOEGD ZOUT. BEGIN MET HELE DUNNE PLAKJES, ZODAT ZE ZO KROKANT MOGELIJK ZIJN.

Zoete aardappel, biet, pastinaak, wortel, raap, pastinaak of koolrabi, gewassen en geschild

Extrafijn gefilterde olijfolie

Smakenmix naar keuze (zie recepten)

1. Snijd de groenten met een mandoline of een scherp koksmes in dunne plakjes van 1/16 tot 1/32 inch. Breng de plakjes over naar een kom met ijswater terwijl je werkt om het zetmeel van het oppervlak van de plakjes te verwijderen.

2. Dep de plakjes droog met een slacentrifuge (of dep ze droog met keukenpapier of schone katoenen handdoeken). Bekleed een magnetronbestendig bord met keukenpapier. Schik zoveel mogelijk plakjes groenten zonder het bord aan te raken. Bestrijk ze met olijfolie en bestrooi ze lichtjes met kruiden.

3. Magnetron gedurende 3 minuten op de hoogste stand. Draai de plakjes om en zet ze 2 tot 3 minuten in de magnetron op medium, waarbij je alle plakjes verwijdert die snel bruin beginnen te worden. Ga door met koken op middelhoog vuur met intervallen van 1 minuut tot de aardappelen knapperig en lichtbruin zijn. Zorg ervoor dat de kruiden niet verbranden. Laat de gekookte aardappelen op een bord afkoelen tot ze helemaal knapperig zijn

en doe ze dan in een serveerschaal. Herhaal met de resterende groenteplakken.

GROENE MOSTERDCHIPS MET SESAMVLEKJES

VOORBEREIDING: 10 minuten bakken: 20 minuten voorbereiding: 4 tot 6 porties

HET IS VERGELIJKBAAR MET KNAPPERIGE BOERENKOOLCHIPS. MAAR DELICATER. OM ZE KNAPPERIG TE HOUDEN, BEWAART U ZE IN EEN OPGEROLDE PAPIEREN ZAK EN NIET IN EEN GOED GESLOTEN VERPAKKING, WAARDOOR ZE VERWELKEN.

- 1 bosje mosterdgroen, stengels en ribben verwijderd*
- 2 eetlepels extra vergine olijfolie
- 2 theelepels witte sesamzaadjes
- 1 theelepel zwarte sesamzaadjes

1. Verwarm de oven voor op 300 ° F. Bekleed twee bakvormen van 15x10x1 inch met bakpapier.

2. Snij het mosterdgroen in kleine stukjes. Meng groenten en olijfolie in een grote kom. Gooi om te coaten en wrijf zachtjes olie over het oppervlak van de bladeren. Bestrooi met sesamzaadjes; gooi lichtjes om te coaten.

3. Verdeel de mosterdgroenten in een enkele laag op de voorbereide bakplaten. Bak ongeveer 20 minuten of tot het donker en knapperig is, keer het één keer om. Serveer direct of bewaar de afgekoelde friet maximaal 3 dagen in een papieren zak.

*Opmerking: De stengels en ribben kunnen worden gebruikt om Aziatische gehaktballetjes met steranijsdip te maken (zie recept).

GEROOSTERDE PITTIGE NUGGETS

VOORBEREIDING: 5 minuten bakken: 20 minuten voorbereiding: 2 kopjes

DIT IS PRECIES WAAR JE VAN MOET SMULLEN ALS JE HONGER HEBT EN HET AVONDETEN KLAARMAAKT. DE PEPITAS ZIJN GEPELDE POMPOENPITTEN, MAAR JE KUNT DESGEWENST OOK EEN NOOT ZOALS AMANDELEN OF WALNOTEN VERVANGEN.

- 1 eiwit
- 2 theelepels vers citroensap
- 1 theelepel gemalen komijn
- ½ theelepel chilipoeder zonder toegevoegd zout
- ½ theelepel gerookte paprikapoeder
- ½ theelepel zwarte peper
- ¼ theelepel cayennepeper
- ¼ theelepel gemalen kaneel
- 2 kopjes rauwe pepitas (gepelde pompoenpitten)

1. Verwarm de oven voor op 350 ° F. Bekleed een bakplaat met bakpapier; opzij zetten.

2. Klop de eiwitten in een middelgrote kom schuimig. Voeg het limoensap, komijn, chilipoeder, paprika, zwarte peper, cayennepeper en kaneel toe. Klop tot alles goed gecombineerd is. Voeg de zaden toe. Roer totdat alle zaden goed bedekt zijn. Verdeel de pepitas gelijkmatig over de voorbereide bakplaat.

3. Bak ongeveer 20 minuten of tot ze goudbruin en knapperig zijn, onder regelmatig roeren. Terwijl de zaden nog heet zijn, breek je eventuele klontjes.

4. Volledig afkoelen. Bewaren in een luchtdichte verpakking bij kamertemperatuur gedurende maximaal 1 week.

KRUIDEN- EN CHIPOTLE-NOTEN

VOORBEREIDING: 10 minuten bakken: 12 minuten maken: 4 tot 6 porties (2 kopjes)

CHIPOTLE-PEPERS ZIJN GEDROOGDE, GEROOKTE JALAPENOS. HOEWEL ZE COMMERCIEEL ERG POPULAIR ZIJN GEWORDEN, INGEBLIKT IN ADOBOSAUS, DIE SUIKER, ZOUT EN SOJAOLIE BEVAT, ZIJN ER IN HUN PUURSTE VORM GEEN ANDERE INGREDIËNTEN DAN DE CHILIPEPERS ZELF. ZE GEVEN EEN HEERLIJKE ROKERIGE, KRUIDIGE SMAAK AAN VOEDSEL.

- 1 eiwit
- 2 eetlepels extra vergine olijfolie
- 2 theelepels gehakte verse tijm
- 1 theelepel gehakte verse rozemarijn
- 1 theelepel gemalen chipotle chili
- 1 theelepel fijngehakte sinaasappelschil
- 2 kopjes hele ongezouten noten (amandelen, pecannoten, walnoten en/of cashewnoten)

1. Verwarm de oven voor op 350 ° F. Bekleed een bakvorm van 15x10x1 inch met aluminiumfolie; zet de pan opzij.

2. Klop de eiwitten in een middelgrote kom schuimig. Voeg olijfolie, tijm, rozemarijn, gemalen chipotle chili en sinaasappelschil toe. Klop tot gecombineerd. Voeg pecannoten toe en gooi om te coaten. Verdeel de pecannoten in een enkele laag op de voorbereide bakvorm.

3. Bak gedurende 20 minuten of tot de noten goudbruin en knapperig zijn, en roer regelmatig. Terwijl het nog heet is, breek je de klonten. Volledig afkoelen.

4. Bewaren in een luchtdichte verpakking bij kamertemperatuur gedurende maximaal 1 week.

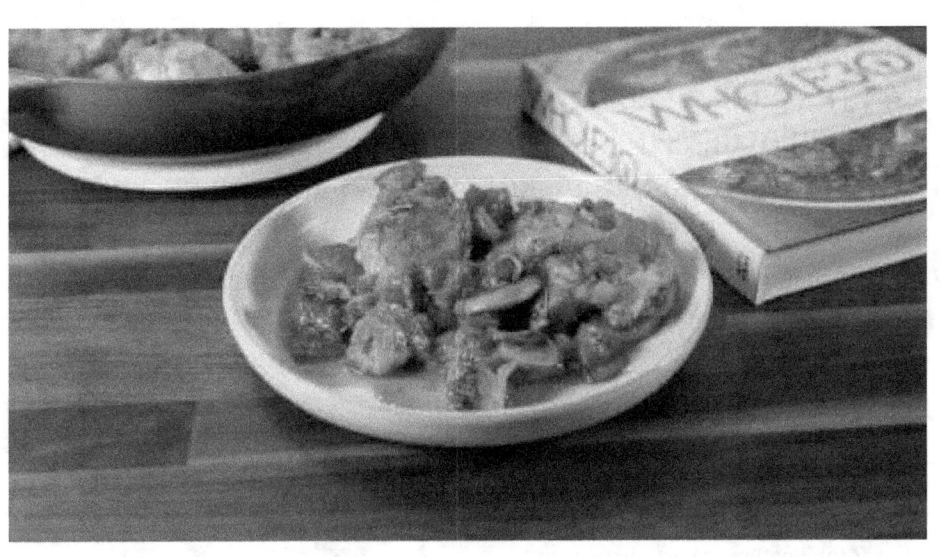

GEROOSTERDE RODE PAPRIKA "HUMMUS" MET GROENTEN

VOORBEREIDING: 20 minuten Grill: 20 minuten Rust: 15 minuten Bereiding: 4 porties

ALS JE WILT, KUN JE DAT DOEN DEZE LEKKERE DIP TOT 3 DAGEN VAN TE VOREN. BEREID ZOALS AANGEGEVEN IN STAP 2 EN DOE HET VERVOLGENS IN EEN SERVEERSCHAAL. DEK AF EN BEWAAR MAXIMAAL 2 DAGEN IN DE KOELKAST. VOEG VLAK VOOR HET SERVEREN DE PETERSELIE TOE.

- 1 middelgrote rode paprika, zonder zaadjes en in vieren
- 3 teentjes knoflook, gepeld
- ¼ theelepel extra vergine olijfolie
- ½ kopje gesneden amandelen
- 3 eetlepels pijnboompitten
- 2 eetlepels pijnboomboter (zie recept)
- 1 theelepel fijn geraspte citroenschil
- 2 tot 3 eetlepels vers citroensap
- ¼ kopje gehakte verse peterselie
- Verse groentesticks (wortelen, paprika, komkommer, selderij en/of courgette)

1. Verwarm de oven voor op 425 ° F. Bekleed een kleine bakvorm met aluminiumfolie; Leg de paprikakwarten met de snijzijde naar beneden op de folie. Plaats de knoflookteentjes op een klein stukje aluminiumfolie; besprenkel met olijfolie. Wikkel aluminiumfolie om de knoflookteentjes. Doe het knoflookpakketje in de pan met de paprikakwarten. Rooster de paprika en knoflook gedurende 20 tot 25 minuten of tot de paprika's verkoold en heel zacht zijn. Plaats het knoflookpakket op een rooster om af te koelen. Til de folie rond de paprikakwarten op en vouw de zijkanten dicht. Laat ongeveer 15 minuten zitten of tot het koel genoeg is om te hanteren. Gebruik een scherp mes om de randen van de

peperschalen los te maken; Verwijder de schil voorzichtig in reepjes en gooi deze weg.

2. Rooster ondertussen de pijnboompitten op matig vuur gedurende 3 tot 5 minuten in een kleine koekenpan of tot ze licht geroosterd zijn. Een beetje afkoelen.

3. Doe de geroosterde noten in een keukenmachine. Dek af en verwerk tot het fijngehakt is. Voeg de paprikakwarten, knoflookteentjes, pijnboomboter, citroenschil en citroensap toe. Dek af en verwerk tot het zeer glad is, stop af en toe om langs de zijkanten van de kom te schrapen.

4. Doe het notenmengsel in een serveerschaal; peterselie toevoegen. Serveer met verse groenten om te dippen.

HIBISCUS GEMBER IJSTHEE

VOORBEREIDING:Standtijd van 10 minuten: 20 minuten Opbrengst: 6 porties (8 ounces)

GEDROOGDE HIBISCUSBLOEMEN ZORGEN VOOR EEN ZEER VERFRISSENDE,THEE MET EEN SCHERPE SMAAK, POPULAIR IN MEXICO EN ANDERE DELEN VAN DE WERELD. WEKEN MET GEMBER GEEFT HET EEN BEETJE PIT. STUDIES HEBBEN GESUGGEREERD DAT HIBISCUS GUNSTIG IS VOOR HET BEHOUD VAN EEN GEZONDE BLOEDDRUK EN CHOLESTEROL, EN ZEER RIJK IS AAN VITAMINE C.

- 6 kopjes koud water
- 1 kopje gedroogde, ongesneden hibiscusbloemen (flor de jamaica)
- 2 eetlepels verse geschilde en grof geraspte gember
- Ijsblokjes
- Sinaasappel- en limoenschijfjes

1. Breng 2 kopjes water aan de kook. Combineer hibiscusbloemen en gember in een grote kom. Giet kokend water over het hibiscusmengsel; Dek af en laat 20 minuten rusten.

2. Zeef het mengsel door een fijnmazige zeef in een grote kan. Gooi vaste stoffen weg. Voeg de resterende 4 kopjes koud water toe; Meng goed.

3. Serveer de thee in hoge glazen met ijs. Garneer met sinaasappel- en limoenschijfjes.

AARDBEI MELOEN MUNT AGUA FRESCA

BEGIN TOT EIND: 20 minuten Voor: ongeveer 8 porties (10 kopjes)

AGUA FRESCO BETEKENT 'ZOET WATER' IN HET SPAANS, EN ALS JE WATER KUNT VERBETEREN OM AF TE KOELEN, DAN IS HET HIER. HET MEESTE ZOETE WATER BEVAT NAAST HET FRUIT OOK TOEGEVOEGDE SUIKERS, MAAR ZE ZIJN ALLEEN AFHANKELIJK VAN DE NATUURLIJKE SUIKERS IN HET FRUIT. OP EEN WARME DAG SMAAKT NIETS BETER, EN ZE VORMEN EEN GEWELDIG ALCOHOLVRIJ FEESTDRANKJE.

2 pond verse aardbeien, geschild en in tweeën gesneden
3 kopjes in blokjes gesneden honingmeloen
6 kopjes koud water
1 kopje verse muntblaadjes, gescheurd
Sap van 2 limoenen, plus partjes om te serveren
Ijsblokjes
takjes munt
Schijfjes citroen

1. Meng aardbeien, meloen en 2 kopjes water in een blender. Dek af en meng tot een gladde massa. Giet het mengsel door een fijne zeef in een grote glazen pot of kan. Gooi vaste stoffen weg.

2. Meng 1 kopje muntblaadjes, citroensap en 1 kopje water in de blender. Zeef het mengsel door de fijnmazige zeef in het aardbei-meloenmengsel.

3. Voeg 3 kopjes water toe. Serveer onmiddellijk of bewaar in de koelkast tot het klaar is om te serveren. Serveer in hoge glazen met ijs. Garneer met takjes munt en partjes limoen.

WATERMELOEN EN BOSBESSEN ZOET WATER

VOORBEREIDING: 20 minuten koud: 2 tot 24 uur Opbrengst: 6 porties

DE FRUITPUREE VOOR DIT DRANKJE. HET KAN TUSSEN 2 EN 24 UUR IN DE KOELKAST WORDEN BEWAARD. HET IS EEN BEETJE ANDERS DAN SOMMIGE AGUA-FRESCO'S DOORDAT ER KOOLZUURHOUDEND WATER IS GEMENGD MET HET FRUIT VOOR EEN BRUISEND DRANKJE. ZORG ERVOOR DAT U NATUURLIJK KOOLZUURHOUDEND MINERAALWATER KOOPT, EN GEEN BRUISWATER OF FRISDRANK, DIE VEEL NATRIUM BEVATTEN.

- 6 kopjes in blokjes gesneden watermeloen
- 1 kopje verse bosbessen
- ¼ kopje losjes geperste verse muntblaadjes
- ¼ kopje vers citroensap
- 12 ounces natuurlijk koolzuurhoudend mineraalwater, gekoeld
- Ijsblokjes
- Muntbladeren
- limoen plakjes

1. Meng in een blender of keukenmachine de watermeloenblokjes, veenbessen, ¼ kopje munt en limoensap, indien nodig in batches. Pureer tot een gladde massa. Zet de fruitpuree 2 tot 24 uur in de koelkast.

2. Voeg voor het serveren koud koolzuurhoudend water toe aan het fruitpureemengsel. Giet in hoge glazen met ijs. Garneer met extra muntblaadjes en partjes limoen.

KOMKOMMER ZOET WATER

VOORBEREIDING: 15 minuten Afkoelen: 1 uur Opbrengst: 6 porties

VERSE BASILICUM HEEFT EEN ZOETHOUTSMAAK.DIE PRACHTIG COMBINEERT MET ALLERLEI SOORTEN FRUIT, VOORAL AARDBEIEN, PERZIKEN, ABRIKOZEN EN MELOENEN.

- 1 komkommer met grote zaadjes (Engels), geschild en in plakjes gesneden (ongeveer 2 kopjes)
- 1 kopje frambozen
- 2 rijpe abrikozen, ontpit en in vieren gesneden
- ¼ kopje vers citroensap
- 1 eetlepel gehakte verse basilicum
- ½ theelepel gehakte verse tijm
- 2 tot 3 kopjes water
- Ijsblokjes

1. Meng de komkommer, frambozen, abrikozen, limoensap, basilicum en tijm in een blender of keukenmachine. Voeg 2 kopjes water toe. Dek af en meng of verwerk tot een gladde massa. Voeg indien gewenst extra water toe tot de gewenste consistentie is bereikt.

2. Zet minimaal 1 uur of maximaal 1 week in de koelkast. Serveer in hoge glazen met ijs.

KOKOSNOOT CHAI

BEGIN TOT EIND: 25 minuten Maakt: 5 tot 6 porties (ongeveer 5½ kopjes)

DEZE CHAI BEVAT GEEN THEE.—GEWOON GOED GEKRUIDE KOKOSMELK EN EEN SCHEUTJE VERS SINAASAPPELSAP. VOOR EEN SCHUIMIGE TOPPING KUN JE EXTRA KOKOSMELK OPKLOPPEN EN OP ELKE PORTIE DOEN.

- 12 hele kardemompeulen
- 10 hele steranijs
- 10 hele kruidnagels
- 2 theelepels zwarte peperkorrels
- 1 theelepel hele gedroogde piment
- 4 kopjes water
- 3 kaneelstokjes van 2½ inch
- 2 reepjes sinaasappelschil, 2 inch lang en 1 inch breed
- 1 stuk verse gember van 7,5 cm, in dunne cirkels gesneden
- ½ theelepel gemalen nootmuskaat
- 1 blikje van 15 ounce gevuld met kokosmelk
- ½ kopje vers sinaasappelsap
- 2 theelepels puur vanille-extract

1. Meng in een elektrische kruidenmolen de kardemompeulen, steranijs, kruidnagel, peperkorrels en piment. Pulseer tot het zeer grof gemalen is. (Of doe de kardemompeulen, steranijs, kruidnagels, peperkorrels en piment in een grote hersluitbare plastic zak. Gebruik een vleeshamer of de bodem van een stevige koekenpan om de kruiden fijn te maken.). Breng de kruiden over naar een middelgrote pan. .

2. Rooster de gemalen kruiden lichtjes in de pan op middelhoog vuur gedurende ongeveer 2 minuten of tot ze geurig zijn, onder regelmatig roeren. Verbrand niet. Voeg het water, de

kaneelstokjes, de sinaasappelschil, de gember en de nootmuskaat toe. Aan de kook brengen; verminder hitte. Laat het, onafgedekt, gedurende 15 minuten sudderen.

3. Voeg de kokosmelk, sinaasappelsap en vanille-extract toe. Kook tot het is opgewarmd. Giet door een fijnmazige zeef bekleed met kaasdoek en serveer onmiddellijk.

LANGZAAM GEROOSTERDE ENTRECOTE

VOORBEREIDING:10 minuten rust: 50 minuten grill: 1 uur 45 minuten bereiding: 8 tot 10 porties

HET IS EEN BARBECUE VOOR EEN SPECIALE GELEGENHEID,OM ZEKER TE ZIJN. DOOR HET OP KAMERTEMPERATUUR TE LATEN STAAN, WORDEN TWEE DINGEN GEDAAN: DE KRUIDEN KUNNEN HET VLEES OP SMAAK BRENGEN VOORDAT HET WORDT GEGRILD, EN HET VERKORT OOK DE KOOKTIJD, ZODAT DE BARBECUE ZO MALS EN SAPPIG MOGELIJK BLIJFT. VLEES VAN DEZE KWALITEIT MAG NIET MEER DAN MEDIUM RAUW WORDEN GECONSUMEERD. GEBRUIK RESTJES IN PLANTAARDIGE VLEESWRAPS (ZIERECEPT).

- 1 in het midden gesneden ossenhaas van 3½ tot 4 pond, bijgesneden en vastgebonden met keukentouw van 100% katoen
- Extrafijn gefilterde olijfolie
- ½ kopje mediterrane kruiden (zierecept)
- ½ theelepel zwarte peper
- Olijfolie met truffelinfusie (optioneel)

1. Wrijf het varkensvlees aan alle kanten in met olijfolie en bestrijk het met mediterrane kruiden en peper. Laat 30 tot 60 minuten op kamertemperatuur staan.

2. Verwarm de oven voor op 450°F met een rek in het onderste derde deel van de oven. Bekleed een omrande bakplaat met aluminiumfolie; plaats een rooster op de bakplaat.

3. Leg het vlees op een rooster in een bakplaat. Rooster gedurende 15 minuten. Verlaag de oven tot 250°F. Rooster nog 1¾ tot 2½ uur of tot de interne temperatuur 135°F bereikt voor medium-rare. Haal uit de oven; tent met knots. Laat het vlees 20 tot 30 minuten rusten. Verwijder de ketting. Snijd het vlees in plakjes van ⅓ inch. Besprenkel het vlees indien gewenst lichtjes met truffelolie.

SALADE MET ZELDZAAM VLEES OP VIETNAMESE WIJZE

VOORBEREIDING:40 minuten invriezen: 45 minuten in de koelkast: 15 minuten rusten: 5 minuten voorbereiding: 4 porties

HOEWEL HET KOOKPROCESDOORDAT HET VLEES BEGINT IN HET KOKENDE ANANASSAP, EINDIGT HET IN HET MENGSEL VAN CITROEN EN KOUD ANANASSAP. HET ZUUR IN DEZE SAPPEN BLIJFT HET VLEES "KOKEN" ZONDER HITTE; TE VEEL KAN DE SMAAK EN ZACHTHEID VERNIETIGEN.

RUNDVLEES
- 1 pond ossenhaas
- 4½ kopjes 100% natuurlijk ananassap
- 1 kopje vers citroensap
- ¼ rode ui, zeer dun gesneden
- ¼ witte ui, heel dun gesneden
- ½ kopje dunne plakjes
- ½ kopje grof gesneden verse koriander
- ½ kopje grof gesneden verse munt
- ½ kopje grof gesneden verse Thaise basilicum (zieopmerking)
- Macadamiasaus (zie recept rechts)

SALADE
- 8 blaadjes ijsbergsla
- 2 eetlepels gehakte cashewnoten, geroosterd (zieaanwijzing)
- 1 Thaise vogelchili, heel dun gesneden (zieaanwijzing) (optioneel)
- 1 eetlepel sesamzaadjes
- Zwarte peper
- verse koriandertakjes (optioneel)
- Limoenschijfjes (optioneel)

1. Vries het vlees ongeveer 45 minuten in, of tot het gedeeltelijk bevroren is. Snijd het vlees met een zeer scherp mes in flinterdunne plakjes. Verwarm 4 kopjes ananassap in een grote pan tot het kookt. Zet het vuur lager om de sappen te laten sudderen. Blancheer het vlees in kleine hoeveelheden enkele seconden in het kokende vocht (het vlees moet behoorlijk rauw zijn). Schud overtollige vloeistof af en plaats het vlees in een middelgrote kom. Zet het vlees 15 tot 20 minuten in de koelkast om iets af te koelen.

2. Voeg 1 kopje limoensap en het resterende ½ kopje ananassap toe aan het vlees in de kom. Laat het vlees 5 tot 10 minuten in de sappen "koken" op kamertemperatuur of tot de gewenste gaarheid. Giet het overtollige vocht af, knijp het uit het vlees en doe het in een grote kom. Voeg rode ui, witte ui, pompoen, koriander, munt en basilicum toe; mix om te combineren. Giet macadamiasaus over het vleesmengsel; ter dekking gooien.

3. Om de salades samen te stellen, legt u op elk serveerbord 2 blaadjes sla. Verdeel het vleesmengsel over met sla beklede borden. Bestrooi met cashewnoten, Thaise chili (indien gewenst), sesamzaadjes en zwarte peper naar smaak. Garneer indien gewenst met takjes koriander en serveer met partjes limoen.

Macadamiasaus: Meng in een klein potje met een goed sluitend deksel ¼ kopje macadamia-olie, 1 eetlepel vers citroensap, 1 eetlepel ananassap en ¼ tot ½ theelepel gemalen rode peper. Dek af en schud goed.

GESTOOFDE MEXICAANSE BORST MET MANGO, JICAMA, CHILI EN GEROOSTERDE POMPOENSALADE

VOORBEREIDING: 20 minuten Marineren: Een nacht koken: 3 uur Rusten: 15 minuten Maken: 6 porties

MARINEER DE BORST EEN NACHTHET MENGSEL VAN TOMATEN, CHIPOTLE CHILI EN MEXICAANSE KRUIDEN GEEFT HET EEN ONGELOOFLIJKE SMAAK EN ZACHTHEID. ZORG ERVOOR DAT U MARINEERT IN EEN NIET-REACTIEVE POT, ZOALS ROESTVRIJ STAAL OF GEËMAILLEERD GIETIJZER. ALUMINIUM REAGEERT MET ZURE INGREDIËNTEN ZOALS TOMATEN EN KAN SMAKEN CREËREN, EN HET IS OOK OM GEZONDHEIDSREDENEN EEN SLECHT IDEE (ZIE"ALUMINIUM VERWIJDEREN").

ROK

- 1 runderborst van 3 pond
- 2 kopjes runderbottenbouillon (zierecept) of runderbouillon zonder toegevoegd zout
- 1 blikje van 15 ounce geplette tomaten zonder toegevoegd zout
- 1 kopje water
- 1 chipotle chili of gedroogde ancho chili, in plakjes gesneden
- 2 theelepels Mexicaanse kruiden (zierecept)

SALADE

- 1 rijpe mango, geschild en ontpit
- 1 jicama, geschild en in julienne gesneden
- 3 eetlepels groene pompoenpitten, geroosterd*
- ½ jalapeño, ontpit en fijngehakt (zieaanwijzing)
- 1 tot 2 eetlepels gehakte verse koriander
- 3 eetlepels vers citroensap
- 1 eetlepel extra vergine olijfolie

Schijfjes citroen

1. Verwijder overtollig vet van de borst. Plaats in een roestvrijstalen of geëmailleerde Nederlandse oven. Voeg de runderbottenbouillon, de ongedraineerde tomaten, het water, de chipotle chili en de Mexicaanse kruiden toe. Dek af en zet een nacht in de koelkast.

2. Zet de Nederlandse oven op hoog vuur; aan de kook brengen. Zet het vuur lager en laat afgedekt 3 tot 3½ uur sudderen, of tot het gaar is. Haal uit de oven, haal het deksel eraf en laat 15 minuten rusten.

3. Snijd ondertussen de geschilde mango in plakjes van ¼ inch dik voor de salade. Snij elk plakje in 3 reepjes. Meng in een middelgrote kom de mango, jicama, pompoenpitten, jalapeño en koriander. Klop in een kleine kom het citroensap en de olijfolie door elkaar; voeg toe aan de salade en meng; opzij zetten.

4. Leg het vlees op een snijplank; snijd het vlees dwars op de korrel. Bedruip het vlees indien gewenst met een beetje kooksap. Serveer het vlees met de salade. Garneer met partjes limoen.

*Tip: Om fijngehakte zaden en noten te roosteren, verdeel ze in een kleine, droge koekenpan en verwarm op middelhoog vuur tot ze goudbruin zijn. Roer regelmatig zodat ze niet verbranden.

ROMAINE SLAWRAPS MET GERASPTE RUNDERBORST EN VERSE RODE CHILI-HARISSA

VOORBEREIDING: 20 minuten Grill: 4 uur Rust: 15 minuten Bereiding: 6 tot 8 porties

HARISSA IS EEN PIKANTE SAUS UIT TUNESIË GEBRUIKT ALS SPECERIJ VOOR GEGRILD VLEES EN VIS EN IN STOOFSCHOTELS ALS SMAAKMAKER. ELKE KOK HEEFT ZIJN EIGEN VERSIE, MAAR DEZE BEVAT NAAST PEPERS VRIJWEL ALTIJD KARWIJ, KOMIJN, KNOFLOOK, KORIANDER EN OLIJFOLIE.

ROK
- 1 runderborst, 3 tot 3 ½ pond
- 2 theelepels gemalen ancho-chili
- 1 theelepel knoflookpoeder
- 1 theelepel uienpoeder
- 1 theelepel gemalen komijn
- ¼ kopje extra vergine olijfolie
- 1 kopje runderbottenbouillon (zie recept) of runderbouillon zonder toegevoegd zout

HARISSA
- 1 theelepel korianderzaad
- 1 theelepel karwijzaad
- ½ theelepel komijnzaad
- 8 tot 10 rode Fresno-chilipepers, rode Anaheim-chilipepers of rode jalapenos, geschild, zonder zaadjes (indien gewenst) en gehakt (zie aanwijzing)
- 3 teentjes knoflook, fijngehakt
- blaadjes Romeinse sla

1. Verwarm de oven voor op 300 ° F. Verwijder overtollig vet van de borst. Meng in een kleine kom de gemalen ancho-chilipepers,

knoflookpoeder, uienpoeder en komijn. Strooi het kruidenmengsel over het vlees; wrijf het vlees in.

2. Verhit in een Nederlandse oven van 5 tot 6 liter 1 eetlepel olijfolie op middelhoog vuur. Bak de borst aan beide kanten bruin in de hete olie; Haal de Nederlandse oven van het vuur. Voeg runderbottenbouillon toe. Dek af en braad gedurende 4 tot 4½ uur of tot het vlees gaar is.

3. Meng ondertussen het korianderzaad, karwijzaad en komijnzaad in een kleine steelpan voor de harissa. Zet de koekenpan op middelhoog vuur. Rooster de zaden ongeveer 5 minuten of tot ze geurig zijn, en schud de pan regelmatig; laten afkoelen. Gebruik een kruidenmolen of vijzel en stamper om de geroosterde zaden te malen. Meng in een keukenmachine het gemalen zaadmengsel, de verse chili, de knoflook en de resterende 3 eetlepels olijfolie. Verwerk tot een gladde massa. Overbrengen naar een kom; dek af en zet minimaal 1 uur in de koelkast.

4. Haal de Dutch oven uit de oven. Laat gedurende 15 minuten staan. Leg het vlees op een snijplank; snijd het vlees dwars op de korrel. Leg ze op een serveerschaal en besprenkel met een beetje kookvocht. Vul voor het serveren de blaadjes romaine sla met gesneden borstvlees; bestrijk met harissa.

GEBAKKEN OOG VAN ROND MET KRUIDENKORST, GEPUREERDE WORTELGROENTEN EN BROODSAUS

VOORBEREIDING:25 minuten koken: 25 minuten grillen: 40 minuten rusten: 10 minuten bereiden: 6 porties

ZORG ERVOOR DAT JE ZE ALLEMAAL OPSLAATKOKEND WATER BIJ HET AFGIETEN VAN DE GROENTEN. HET BEWAARDE WATER WORDT GEBRUIKT IN ZOWEL DE KNOLPUREE ALS DE VLEESSAUS.

GRILLEN
- ½ kopje stevig verpakte verse peterselieblaadjes
- ¼ kopje gehakte verse tijm
- 1 eetlepel gemalen zwarte peper
- 2 theelepels fijngehakte citroenschil
- 4 teentjes knoflook, gepeld
- 4 eetlepels extra vergine olijfolie
- 1 oogrond braadstuk van 3 pond
- 2 eetlepels Dijonmosterd (zie<u>recept</u>)

BROODSAUS
- 1 kopje gehakte ui
- 1 kopje gesneden champignons
- 1 laurierblad
- ¼ kopje droge rode wijn
- 1 kopje runderbottenbouillon (zie<u>recept</u>) of runderbouillon zonder toegevoegd zout
- 1 eetlepel extra vergine olijfolie
- 2 theelepels sherry- of balsamicoazijn
- 1 recept voor fijngehakte knollen (zie<u>recept</u>, onderstaand)

1. Plaats het ovenrek in het onderste derde deel van de oven. Verwarm de oven voor op 400 ° F. Meng in een keukenmachine de peterselie, tijm, peper, citroenschil, teentjes knoflook en 2 eetlepels olijfolie. Pulseer tot de knoflook grof gehakt is. Zet het knoflookmengsel opzij.

2. Verhit de resterende 2 eetlepels olijfolie op middelhoog vuur in een middelgrote ovenschaal of extra grote ovenschaal. Voeg de braai toe en bak tot hij aan alle kanten goudbruin is, ongeveer 4 minuten per kant. Haal het rosbief uit de koekenpan; verwijder de pan van de brander. Verdeel mosterd in Dijon-stijl op de grill. Strooi het knoflookmengsel op de grill en druk aan om te hechten. Doe het braadstuk terug in de pan. Rooster, onafgedekt, gedurende 40 tot 45 minuten of totdat een vleesthermometer in het midden van het braadstuk 130 ° F tot 135 ° F registreert. Leg het vlees op de snijplank; tent losjes voorzien van aluminiumfolie. Laat 10 minuten rusten alvorens te snijden.

3. Zet ondertussen de grill- of sauteerpan op het vuur om de saus te krijgen. Verwarm op middelhoog vuur. Voeg de ui, champignons en laurier toe; kook en roer ongeveer 5 minuten of tot de ui doorschijnend is. Wijn toevoegen; Laat ongeveer 2 minuten sudderen of tot de wijn bijna is verdampt, en schraap eventuele bruine stukjes van de bodem van de pan. Voeg 1 kopje van de gereserveerde groentebouillon en runderbottenbouillon toe. Aan de kook brengen; verminder hitte. Laat sudderen, onafgedekt, tot de bouillon is teruggebracht tot ongeveer 1 kopje, ongeveer 4 minuten, af en toe roeren.

4. Giet de bouillon door een fijnmazige zeef in een grote maatbeker; gooi de vaste stoffen weg. Klop de olijfolie en azijn

door de saus. Serveer rosbief met fijngestampte wortelgroenten; besprenkel met saus.

Geraspte wortelgroenten: combineer in een grote pan 3 middelgrote wortels, geschild en grof gehakt; 3 middelgrote pastinaken, geschild en in grote stukken gesneden; 2 middelgrote rapen, geschild en in grote stukken gesneden; 1 grote zoete aardappel, geschild en in grote stukken gesneden; en 2 takjes verse rozemarijn. Voeg voldoende water toe om de groenten te bedekken. Aan de kook brengen; verminder hitte. Laat het afgedekt 15 tot 20 minuten sudderen, of tot de groenten heel zacht zijn. Giet de groenten af, bewaar het kookwater. Gooi de rozemarijn weg. Doe de groenten terug in de pan. Pureer met een aardappelstamper of een elektrische blender, besprenkel er wat van het gereserveerde kookwater mee tot de gewenste consistentie (bewaar het resterende groentewater voor pannensaus). Breng op smaak met rode peper. Dek af en houd warm tot klaar om te serveren.

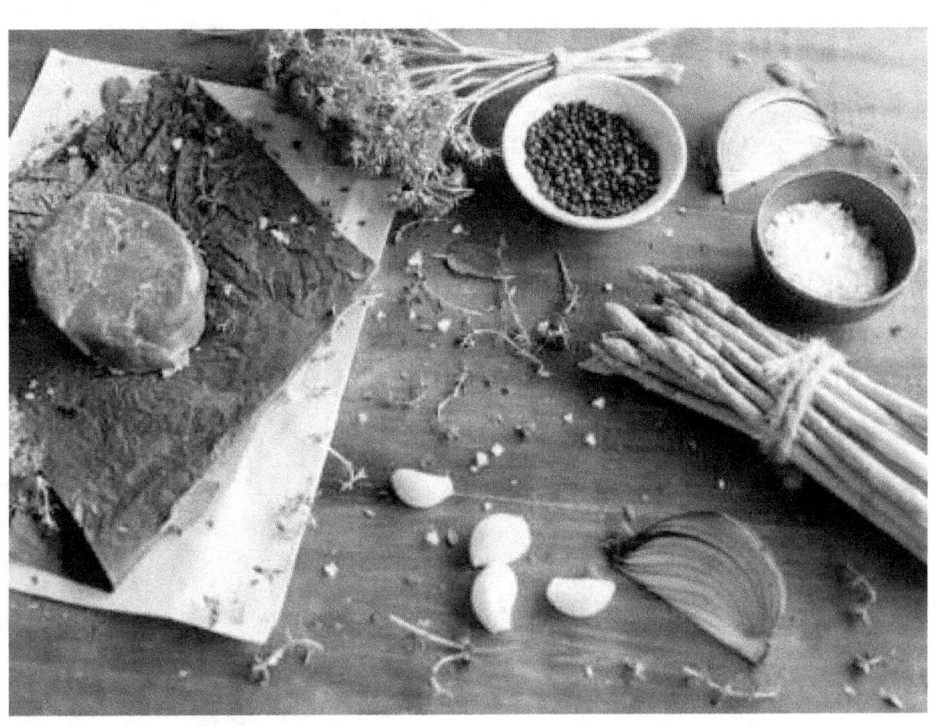

RUNDVLEESGROENTESOEP MET PESTO VAN GEROOSTERDE RODE PAPRIKA

VOORBEREIDING: 40 minuten koken: 1 uur 25 minuten rusten: 20 minuten voorbereiding: 8 porties

GEROOKTE PAPRIKA, OOK WEL PAPRIKA GENOEMD- IS EEN SPAANSE PAPRIKA GEMAAKT DOOR PEPERS TE DROGEN BOVEN EEN GEROOKT EIKENVUUR, WAARDOOR HET EEN ONGELOOFLIJKE SMAAK KRIJGT. HET IS VERKRIJGBAAR IN DRIE VARIANTEN: ZOET EN MILD (SAAI), MEDIUM HEET (ZOET EN ZUUR) EN HEET (PITTIG). KIES VOLGENS UW SMAAK.

- 1 eetlepel extra vergine olijfolie
- 2 pond rosbief zonder botten, ontdaan van overtollig vet en in blokjes van 1 inch gesneden
- 1 kopje gehakte ui
- 1 kopje gesneden wortels
- 1 kopje gehakte selderij
- 1 kop gehakte pastinaak
- 1 kop gesneden verse champignons
- ½ kopje in blokjes gesneden rapen
- ½ theelepel gerookte paprikapoeder
- ½ theelepel gedroogde rozemarijn, gehakt
- ½ theelepel gemalen cayennepeper
- ½ kopje droge rode wijn
- 8 kopjes runderbottenbouillon (zie_recept_) of runderbouillon zonder toegevoegd zout
- 2 kopjes in blokjes gesneden verse tomaten
- 1 laurierblad
- 1 kopje in blokjes gesneden zoete aardappel of pompoen
- 2 kopjes geraspte boerenkoolbladeren of groene kool

¾ kopje in blokjes gesneden courgette of gele zomerpompoen

¾ kopje gehakte asperges

¾ kopje zeer kleine bloemkoolroosjes

rode peperpesto (zie recept, onderstaand)

1. Verhit olijfolie in een Nederlandse oven van 6 tot 8 liter op middelhoog vuur. Voeg de helft van het vlees toe aan de hete olie in een koekenpan; kook 5 tot 6 minuten of tot ze aan alle kanten mooi bruin zijn. Haal het vlees uit de pan. Herhaal met het resterende vlees. Pas de hitte indien nodig aan om te voorkomen dat de bruine stukjes op de bodem van de pan verbranden.

2. Voeg de ui, wortels, selderij, pastinaak, champignons en raap toe aan de braadpan. Zet het vuur laag tot medium. Kook en roer gedurende 7 tot 8 minuten of tot de groenten knapperig en gaar zijn. Schraap eventuele gebruinde stukjes weg met een houten lepel. Voeg paprika, rozemarijn en gemalen rode peper toe; kook en roer gedurende 1 minuut. Wijn toevoegen; kook op laag vuur tot het bijna verdampt is. Voeg runderbottenbouillon, tomaten, laurier en gebruind rundvlees en eventuele opgehoopte sappen toe. Aan de kook brengen; verminder hitte. Laat afgedekt ongeveer 1 uur sudderen, of tot het vlees en de groenten gaar zijn. Voeg frites en boerenkool toe; laat 20 minuten sudderen. Voeg de courgette, asperges en bloemkool toe; kook ongeveer 5 minuten of tot ze knapperig zijn. Verwijder het laurierblad en gooi het weg.

3. Schep de soep in kommen en garneer met wat rode peperpesto.

Pesto van Rode Peper: Verwarm gebraden kip met rooster in het bovenste derde deel van de oven. Leg 3 rode paprika's op een met folie beklede bakplaat. Wrijf de bovenkant van de paprika's in met 1 eetlepel extra vergine olijfolie. Rooster de paprika's gedurende 10 tot 15 minuten, of tot het vel donker wordt en blaren vertonen en de paprika's zachter worden. Draai ze halverwege het roosteren om. Doe de paprika's in een grote kom. Bedek de kom met plasticfolie. Laat ongeveer 20 minuten zitten of tot het afgekoeld is. Verwijder de zaden, stengels en schil van de paprika's en gooi ze weg. Snij de paprika's in stukjes. Pureer in een keukenmachine ½ kopje verse peterselieblaadjes, ¼ kopje gesneden amandelen en 3 teentjes knoflook tot ze fijngehakt zijn. Voeg geroosterde paprika's, 2 eetlepels extra vergine olijfolie, 1 eetlepel fijngehakte sinaasappelschil toe, voeg 2 theelepels balsamico- of sherryazijn en paprika en rode peper naar smaak toe. Pulseer tot het fijngehakt maar niet vloeibaar is. Voeg indien nodig nog 1 eetlepel olijfolie toe om de gewenste consistentie te bereiken. Overbrengen naar een luchtdichte container. Dek af en zet in de koelkast tot klaar om te serveren.

ZOETE EN HARTIGE RUNDVLEESSTOOFPOT UIT DE SLOWCOOKER

VOORBEREIDING:25 minuten koken: 6 minuten staan: 10 minuten langzaam koken: 9 uur (laag) of 4½ uur (hoog) + 15 minuten (hoog) Opbrengst: 4 porties

DE ZOETHEID IN DEZE HARTIGE STOOFPOTKOMT UIT EEN KLEINE HOEVEELHEID GEDROOGDE ABRIKOZEN EN GEDROOGDE KERSEN. ZOEK NAAR GEDROOGD FRUIT ZONDER ZOUT OF SUIKER OP EEN HELE VOEDSELMARKT.

- 1½ pond rundvlees zonder been of rundvlees zonder been
- 2 eetlepels geraffineerde kokosolie
- 1 kopje kokend water
- ½ kopje gedroogde shiitake-paddenstoelen
- 1 kopje verse zilveruitjes, geschild of bevroren, gehalveerd indien groot
- 3 middelgrote pastinaken, in de lengte gehalveerd en kruiselings in stukken van 2 inch gesneden
- 3 middelgrote wortels, in de lengte gehalveerd en kruiselings in stukken van 2 inch gesneden
- 6 teentjes knoflook, in dunne plakjes gesneden
- 1 laurierblad
- 1 theelepel gedroogde salie of tijm of 1 eetlepel gehakte verse salie of tijm
- 2½ kopjes runderbottenbouillon (zierecept) of runderbouillon zonder toegevoegd zout
- 4 kopjes verse snijbiet of boerenkool, grof gehakt
- ½ kopje droge rode wijn
- 2 eetlepels gehakte gedroogde abrikozen zonder zout en suiker
- 2 eetlepels gedroogde kersen, ongezwaveld en ongezoet

1. Snijd het vet van rundvlees af. Snijd het rundvlees in stukken van 1½ inch. Verhit 1 eetlepel kokosolie op middelhoog vuur in een grote koekenpan. Voeg rundvlees toe; kook 5 tot 7 minuten of

tot ze goudbruin zijn, af en toe roeren. Gebruik een schuimspaan om het vlees over te brengen naar een slowcooker van 3½ of 4 liter. Herhaal met de resterende kokosolie en rundvlees. Schraap indien gewenst de pan-sappen in de rundvleesstoofpot.

2. Klop ondertussen het kokende water en de gedroogde champignons samen in een kleine kom. Bestand; laat het 10 minuten rusten. Giet de champignons af, bewaar het weekvocht. Champignons afspoelen; Snijd de champignons grof en voeg ze toe aan de stoofpot met rundvlees. Giet het weekvocht door een fijne zeef in de slowcooker.

3. Voeg uien, pastinaak, wortels, knoflook, laurier en gedroogde salie of tijm toe (indien gebruikt). Giet de runderbottenbouillon over alles. Bestand; kook op laag vuur gedurende 9 tot 10 uur of op hoog vuur gedurende 4½ tot 5 uur.

4. Verwijder het laurierblad en gooi het weg. Voeg Snybyt, wijn, abrikozen, kersen en verse salie of tijm (indien gebruikt) toe om op het fornuis te laten sudderen. Als u de lage temperatuurinstelling gebruikt, schakel dan over naar de hoge temperatuurinstelling. Bestand; kook nog eens 15 minuten. Om te serveren, schep het in warme serveerschalen.

GEGRILDE FLANKSTEAK MET SPRUITJES EN KERSEN

VOORBEREIDING: 20 minuten koken: 20 minuten voorbereiding: 4 porties

3 eetlepels geraffineerde kokosolie
1½ pond spruitjes, bijgesneden en in vieren gedeeld
½ kopje gesneden sjalotten
1½ kopjes verse ontpitte kersen
1 theelepel gehakte verse tijm
1 eetlepel balsamicoazijn
1½ pond runderflanksteak
1 eetlepel gehakte verse rozemarijn
2 eetlepels gehakte verse tijm
½ theelepel zwarte peper

1. Verhit 2 eetlepels kokosolie op middelhoog vuur in een grote koekenpan. Voeg de spruitjes en sjalotjes toe. Kook, afgedekt, gedurende 15 minuten, af en toe roerend. Voeg de kersen en de tijm toe en roer om eventuele bruine stukjes van de bodem van de pan te schrapen. Kook, onafgedekt, ongeveer 5 minuten of tot de spruitjes goudbruin en zacht zijn. Voeg azijn toe; haal de pan van het vuur.

2. Snijd de zijsteak in vier porties; Bestrooi beide kanten van elke biefstuk met rozemarijn, tijm en peper. Verhit 1 eetlepel kokosolie op middelhoog vuur in een extra grote koekenpan. Voeg steaks toe aan de koekenpan; kook gedurende 8 tot 10 minuten of tot een direct afleesbare thermometer 145 ° F voor medium registreert, en draai hem halverwege het koken één keer om.

3. Snij de steaks dwars doormidden en serveer met spruitjes en kersen.

AZIATISCHE FLANKSTEAKSOEP

VOORBEREIDING: 35 minuten koken: 20 minuten voorbereiding: 6 tot 8 porties

1½ pond runderflanksteak

2 eetlepels extra vergine olijfolie

1 pond shiitake-paddenstoelen, geschild en in plakjes gesneden

1 bosje lente-uitjes, in dunne plakjes gesneden

2 kopjes gehakte paksoi

1 kop dun gesneden wortels

6 grote teentjes knoflook, fijngehakt (1 eetlepel)

1 eetlepel gehakte verse gember

1 theelepel zwarte peper

8 kopjes runderbottenbouillon (zie recept) of runderbouillon zonder toegevoegd zout

1 vel nori-zeewier, verkruimeld

1 kopje daikon-radijs, in dunne plakjes gesneden

⅓ kopje vers citroensap

4 hardgekookte eieren, gepeld en gehalveerd

Schijfjes citroen

1. Indien gewenst kunt u het vlees gedeeltelijk invriezen, zodat u het gemakkelijker kunt snijden (ongeveer 20 minuten). Snijd de zijsteak in de lengte doormidden en snijd vervolgens elke helft in dunne reepjes, dwars op de draad. Snijd de reepjes doormidden. Verhit in een Nederlandse oven van 6 liter 1 eetlepel olijfolie op middelhoog vuur. Voeg de helft van de zijsteak toe; kook ongeveer 3 minuten of tot ze diep goudbruin zijn, af en toe roeren. Haal het vlees uit de pan; Herhaal met de resterende olijfolie en zijsteak. Haal de biefstuk uit de Dutch oven en zet opzij.

2. Zet het vuur laag; voeg shiitake-champignons, lente-uitjes, paksoi, wortels, knoflook en peper toe aan de Nederlandse

oven. Kook gedurende 5 minuten, onder regelmatig roeren. Voeg de zijsteak, de runderbottenbouillon en het geraspte zeewier toe aan de braadpan. Aan de kook brengen; verminder hitte. Laat het afgedekt ongeveer 5 minuten sudderen, of tot de wortels gaar zijn.

3. Voeg daikon-radijs, limoensap en hardgekookte eieren toe aan de soep. Laat de soep koken. Zet het vuur onmiddellijk uit. Schep de soep in warme serveerschalen. Garneer met partjes limoen.

GEWOKTE FLANKSTEAK MET BLOEMKOOL-SESAMRIJST

BEGIN TOT EINDE: 1 UUR OPBRENGST: 4 PORTIES

1½ pond runderflanksteak

4 kopjes gehakte bloemkool

2 eetlepels sesamzaadjes

2 theelepels geraffineerde kokosolie

¾ theelepel gemalen rode peper

¼ kopje gehakte verse koriander

3 eetlepels kokosolie

½ kopje dunne plakjes

1 eetlepel geraspte verse gember

6 teentjes knoflook, fijngehakt (1 eetlepel)

1 eetlepel dun gesneden vers citroengras

2 rode, groene en/of gele paprika's, ontpit en in reepjes gesneden

2 kopjes kleine broccoliroosjes

½ kopje runderbottenbouillon (zie recept) of runderbouillon zonder toegevoegd zout

¼ kopje vers citroensap

Gesneden bieslook (optioneel)

Geplette rode peper (optioneel)

1. Indien gewenst kunt u de zijsteak gedeeltelijk invriezen, zodat u hem gemakkelijker kunt snijden (ongeveer 20 minuten). Snijd de zijsteak in de lengte doormidden; Snijd elke helft dwars op de korrel fijn in reepjes. Leg de vleesreepjes opzij.

2. Voor de bloemkoolrijst pulseer je in een keukenmachine 2 kopjes bloemkool tot de stukjes zo groot zijn als rijst; doe het in een middelgrote kom. Herhaal met de resterende 2 kopjes bloemkool. Rooster de sesamzaadjes op matig vuur gedurende ongeveer 2 minuten of tot ze goudbruin zijn in

een grote koekenpan. Voeg de 2 theelepels kokosolie en ¼ theelepel gemalen rode peper toe; kook gedurende 30 seconden. Voeg bloemkoolrijst en koriander toe aan de koekenpan; verwijderen. Verminder hitte; kook, afgedekt, gedurende 6 tot 8 minuten of tot de bloemkool gaar is. Blijf warm.

3. Verhit 1 eetlepel kokosolie op middelhoog vuur in een extra grote koekenpan. Voeg de helft van de rundvleesreepjes toe; kook en roer tot de gewenste gaarheid. Haal het vlees uit de pan. Herhaal met 1 eetlepel resterende kokosolie en resterende rundvleesreepjes; zet het vlees opzij. Afvoerbak.

4. Verhit de resterende eetlepel kokosolie in dezelfde koekenpan op middelhoog vuur. Voeg lente-uitjes, gember, knoflook, citroengras en de resterende ½ theelepel gemalen rode peper toe aan de koekenpan; kook en roer gedurende 30 seconden. Voeg de paprika, broccoli en runderbouillon toe aan de pan. Kook ongeveer 5 minuten of tot de broccoli gaar is, af en toe roeren. Voeg vlees en citroensap toe; kook nog 1 minuut. Serveer met bloemkoolrijst. Indien gewenst, bestrooi met extra lente-uitjes en/of gemalen rode peper.

GEVULDE ZIJSTEAK MET CHIMICHURRISAUS

VOORBEREIDING:30 minuten grillen: 35 minuten staan: 10 minuten bereiden: 4 porties

1 middelgrote zoete aardappel, geschild (ongeveer 12 ons)
1 eetlepel extra vergine olijfolie
6 teentjes knoflook, fijngehakt (1 eetlepel)
2 theelepels extra vergine olijfolie
1 5-ounce pakket verse babyspinazie
1½ pond zijsteak
2 theelepels gemalen zwarte peper
2 eetlepels extra vergine olijfolie
½ kopje chimichurrisaus (zie recept)

1. Verwarm de oven voor op 400 ° F. Bekleed een grote bakplaat met bakpapier. Snijd de zoete aardappelen met een mandoline in de lengte in plakjes van ongeveer ⅛ inch dik. Meng de zoete aardappelschijfjes in een middelgrote kom met 1 eetlepel olie. Verdeel de plakjes in een gelijkmatige laag op de voorbereide bakplaat. Rooster ongeveer 15 minuten of tot ze zacht zijn. Zet opzij om af te koelen.

2. Meng ondertussen de knoflook en 2 theelepels olijfolie in een extra grote ovenvaste koekenpan. Kook op middelhoog vuur gedurende ongeveer 2 minuten of tot de knoflook licht gekookt maar niet bruin is, af en toe roerend. Voeg spinazie toe aan de koekenpan; kook tot het zacht is. Leg de spinazie op een bord om af te koelen; zet de pan opzij.

3. Zet beide zijden van de zijsteak vast door ondiepe diagonale sneden te maken van ongeveer 2,5 cm uit elkaar in een

ruitvorm. Leg de zijsteak tussen twee stukken plasticfolie. Gebruik de platte kant van een vleeshamer en sla de biefstuk tot hij ongeveer een halve centimeter dik is. Knijp de overtollige vloeistof uit de gekookte spinazie en verdeel deze gelijkmatig over de biefstuk. Beleg met zoete aardappelen, waarbij de plakjes indien nodig overlappen. Begin vanaf één lange kant en rol de roksteak. Bind de opgerolde biefstuk met intervallen van 2,5 cm vast met keukentouw van 100% katoen. Bestrooi met gemalen zwarte peper.

4. Voeg 2 eetlepels olie toe aan de pan waarin de spinazie is gekookt. Voeg vlees toe aan de koekenpan; kook tot het aan alle kanten bruin is en draai het vlees indien nodig om voor een gelijkmatige bruining. Zet de pan met het vlees in de oven. Rooster, onafgedekt, gedurende 20 tot 25 minuten of totdat een direct afleesbare vleesthermometer in het midden 145 ° F aangeeft.

5. Haal het vlees uit de pan en dek af met aluminiumfolie. Laat gedurende 10 minuten staan. Verwijder het touw uit de keuken; Snijd het vlees kruislings in plakjes van een halve centimeter dik. Serveer met Chimichurri-saus.

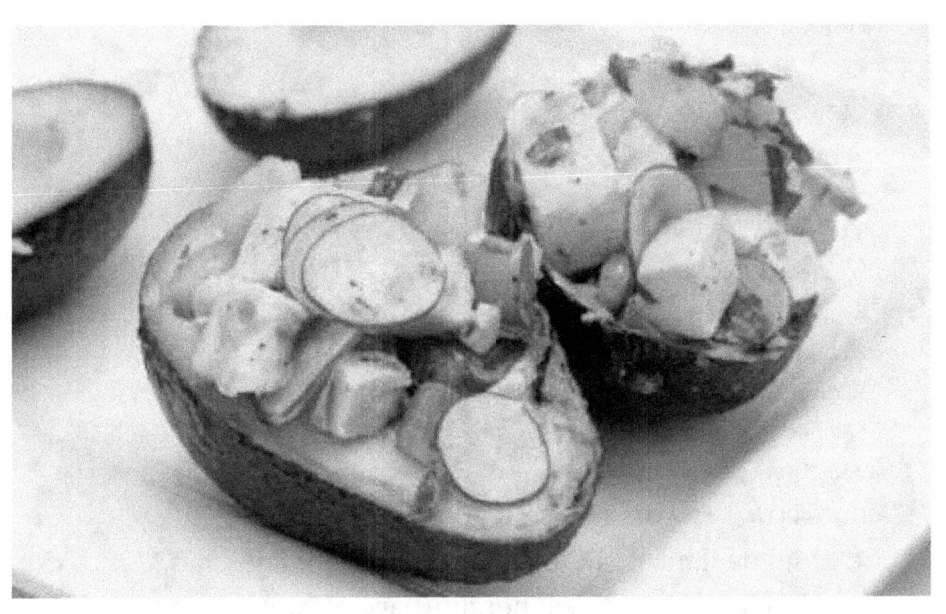

GEGRILDE FLANKSTEAKSPIESJES MET MIERIKSWORTELMAYONAISE

VOORBEREIDING: 30 minuten Marineren: 2 tot 4 uur Grill: 48 minuten Bereiden: 4 porties

1½ pond runderflanksteak
1 kopje droge rode wijn
½ kopje olijfolie
¼ kopje gehakte sjalotjes
9 teentjes knoflook, fijngehakt (1 eetlepel)
2 eetlepels gehakte verse rozemarijn
2 middelgrote zoete aardappelen, geschild en in blokjes van 1 inch gesneden
2 middelgrote rapen, geschild en in blokjes van 1 inch gesneden
½ theelepel zwarte peper
¾ kopje Paleo Mayo (zie recept)
2 tot 3 eetlepels geraspte verse mierikswortel
1 eetlepel gehakte verse bieslook

1. Snijd de flanksteak tegen de draad in plakjes van ¼ inch dik. Doe het vlees in een hersluitbare plastic zak van 1 liter in een ondiepe schaal; opzij zetten.

2. Meng voor de marinade rode wijn, ¼ kopje olie, sjalotten, 6 teentjes gehakte knoflook en 1 eetlepel rozemarijn in een kleine kom. Giet de marinade over het vlees in de zak. Sluit de zak en draai hem zodat het vlees bedekt is. Laat het 2 tot 4 uur in de koelkast marineren, waarbij u de zak af en toe omdraait.

3. Meng ondertussen voor de groenten de zoete aardappelen en rapen in een grote kom. Meng in een kleine kom de resterende ¼ kopje olijfolie, 3 fijngehakte teentjes

knoflook, de resterende rozemarijn en peper. Sprenkel over groenten; ter dekking gooien. Vouw een stuk dikke aluminiumfolie van 36 x 18 inch dubbel om dubbeldikke aluminiumfolie van 18 x 18 inch te maken. Plaats de afgedekte groenten in het midden van de folie; Til de tegenoverliggende zijden van de folie op en sluit deze af met een dubbele vouw. Vouw de overgebleven randen naar binnen om de groenten volledig te omsluiten en laat ruimte over voor stoomopbouw.

4. Voor een houtskool- of gasgrill plaats je een foliepakket groente op een grill direct op middelhoog vuur. Dek af en rooster gedurende 40 minuten of tot de groenten gaar zijn. Halverwege het braden een keer omdraaien. Verwijder van de grill. Laat rusten terwijl u de steakspiesjes grilt.

5. Meng Paleo Mayo, mierikswortel en bieslook in een kleine kom. Opzij zetten. Laat de zijsteak uitlekken; gooi de marinade weg. Rijg de steak in accordeonstijl op twaalf spiesjes van metaal of bamboe van 30 tot 40 cm*. Leg de steakspiesjes op een grill direct op middelhoog vuur. Dek af en gril gedurende 8 tot 9 minuten, waarbij u de spiesen halverwege de bereiding omdraait.

6. Open voorzichtig het pakket met groenten en giet het in een grote serveerschaal. Serveer steakspiesjes en groenten met mierikswortelmayonaise.

*Opmerking: Als u bamboestokken gebruikt, laat ze dan 30 minuten in water weken voordat u het vlees toevoegt om verbranding te voorkomen.

IN WIJN GESTOOFDE RUNDVLEESSTEAKS MET CHAMPIGNONS

VOORBEREIDING:10 minuten koken: 30 minuten bakken: 1 uur 45 minuten voorbereiding: 2 porties

BIEFSTUKSTEAKS ZIJN EEN VOORDELIGE OPTIEOMDAT ZE NIET DE MEEST MALSE SNIT ZIJN. ECHTER, NA ONGEVEER EEN UUR SUDDEREN IN EEN MENGSEL VAN RODE WIJN, RUNDERBOUILLON, CHAMPIGNONS, KNOFLOOK EN ZWARTE PEPER, KAN HET MET EEN BOTERMES WORDEN GESNEDEN.

2 6-ounce entrecote zonder botten, in plakjes van ongeveer ¾ inch dik

½ theelepel gegranuleerde knoflook zonder conserveermiddel

Zwarte peper

4 theelepels extra vergine olijfolie

10 ons champignons, in plakjes gesneden

½ kopje droge rode wijn (zoals Zinfandel)

½ kopje runderbottenbouillon (zie<u>recept</u>), kippenbottenbouillon (zie<u>recept</u>), of runder- of kippenbouillon zonder toegevoegd zout

2 theelepels gehakte verse peterselie

½ theelepel gehakte verse tijm

½ theelepel fijn geraspte citroenschil

1 klein teentje knoflook, fijngehakt

Geraspte verse mierikswortel (optioneel)

1. Verwarm de oven voor op 300°F.

2. Verwijder indien gewenst het vet van de steaks. Dep de steaks droog met keukenpapier. Bestrooi beide kanten met gegranuleerde knoflook en peper. Verhit 2 theelepels olijfolie op middelhoog vuur in een middelgrote ovenvaste pan. Voeg steaks toe aan de koekenpan; kook 3 tot 4

minuten per kant of tot ze diep goudbruin zijn. Leg de steaks op een bord; opzij zetten.

3. Voeg de champignons en de resterende 2 theelepels olijfolie toe aan de koekenpan. Kook gedurende 4 minuten, af en toe roerend. Voeg de wijn en de runderbottenbouillon toe en schraap eventuele bruine stukjes van de bodem van de pan. Aan de kook brengen. Voeg de steaks toe aan de koekenpan en giet het champignonmengsel over de steaks. Bedek de pan met het deksel. Breng de koekenpan over naar de oven. Bak ongeveer 1¼ uur of tot het vlees gaar is.

4. Meng voor de peterselie-topping de peterselie, tijm, citroenschil en knoflook in een kleine kom; opzij zetten.

5. Leg de filets op een bord; afdekken om warm te blijven. Verhit voor de saus de champignons en de vloeistof in een koekenpan op middelhoog vuur tot het kookt. Kook ongeveer 4 minuten of tot iets ingekookt. Serveer champignonsaus over steaks. Bestrooi de topping met peterselie en eventueel geraspte mierikswortel.

LENDENSTEAKS MET AVOCADO- EN MIERIKSWORTELSAUS

VOORBEREIDING:15 minuten rust: 10 minuten grill: 16 minuten bereiding: 4 porties

DE MIERIKSWORTELSAUS IS EEN GEWELDIGE TOEVOEGING.TOT LANGZAAM GEROOSTERDE RUNDERLENDE (ZIERECEPT). HIER WORDT HET GEMENGD MET GEROOSTERDE AVOCADO'S OM EEN RIJKELIJK GEAROMATISEERDE SAUS TE MAKEN, MET EEN BEETJE PIT VAN DIJON-MOSTERD EN VERS GERASPTE MIERIKSWORTEL. DOOR AVOCADO'S TE ROOSTEREN WORDEN ZE ROMIGER EN AANGENAAM ROKERIG.

BIEFSTUK
- 1 eetlepel gerookte kruiden (zierecept)
- ½ theelepel droge mosterd
- 1 theelepel gemalen komijn
- 4 reepjes steaks (bovenste lende), in plakjes van 2,5 cm dik (ongeveer 2 pond totaal)
- 2 avocado's, gehalveerd en ontpit (geschild)
- 1 theelepel limoensap

DUIK
- 2 eetlepels mierikswortelsaus (zierecept, onderstaand
- 2 eetlepels vers citroensap
- 2 teentjes knoflook, fijngehakt

1. Meng in een kleine kom rookkruiden, droge mosterd en komijn. Strooi over de filets en wrijf met de vingers. Laat gedurende 10 minuten staan.

2. Plaats bij een houtskoolgrill middelmatig hete kolen rond een lekbak. Probeer middelhoog vuur boven de pan.

Plaats de steaks op het grillrooster boven de lekbak. Dek af en gril gedurende 16 tot 20 minuten voor medium-rare (145°F) of 20 tot 24 minuten voor medium-rare (160°F), waarbij u de steaks halverwege de bereiding één keer omdraait. Bestrijk de gesneden kanten van de avocado's met citroensap. Voeg toe aan het grillrooster boven de lekbak, snij de zijkanten naar boven, gedurende de laatste 8 tot 10 minuten braden of tot ze gaar zijn. (Voor een gasgrill: verwarm de grill voor. Zet het vuur laag. Geschikt voor indirect koken. Grill zoals hierboven.)

3. Schep voor de saus het avocadovlees in een middelgrote kom. Voeg mierikswortelsaus, 2 eetlepels limoensap en knoflook toe; druk met een vork tot het bijna glad is. Serveer de steaks met saus.

Mierikswortelsaus: Meng in een middelgrote kom ¼ kopje geraspte verse mierikswortel, 1 kopje cashewroom (zie recept), 1 eetlepel mosterd in Dijon-stijl (zie recept), 1 theelepel witte wijnazijn en 2 theelepels citroenkruidkruiden (zie recept). Dek af en zet minimaal 4 uur of een nacht in de koelkast.

CITROENGRAS GEMARINEERDE ENTRECOTE

VOORBEREIDING:30 minuten Marineren: 2 tot 10 uur Grill: 10 minuten Rusten: 35 minuten Maken: 4 porties

THAISE BASILICUM IS ANDERS DAN ZOETE BASILICUMGEBRUIKT IN DE MEDITERRANE KEUKEN, ZOWEL QUA UITERLIJK ALS QUA SMAAK. ZOETE BASILICUM HEEFT BREDE BLADEREN OP GROENE STENGELS; THAISE BASILICUM HEEFT SMALLE GROENE BLADEREN AAN PAARSE STENGELS. BEIDE HEBBEN EEN ANIJSSMAAK, MAAR BIJ THAISE BASILICUM IS DEZE MEER UITGESPROKEN. THAISE BASILICUM IS OOK BETER BESTAND TEGEN HITTE DAN ZOETE BASILICUM. ZOEK ERNAAR OP AZIATISCHE MARKTEN EN BOERENMARKTEN. ALS JE HET NIET KUNT VINDEN, KUN JE ZEKER ZOETE BASILICUM GEBRUIKEN.

2 stengels citroengras, alleen de gele en lichtgroene delen

1 stuk gember van 2 inch, geschild en in dunne plakjes gesneden

½ kopje gehakte verse ananas

¼ kopje vers citroensap

1 jalapeño, ontpit en gehakt (zie<u>aanwijzing</u>)

2 eetlepels extra vergine olijfolie

4 6-ounce runderlendesteaks, gesneden ¾-inch dik

½ kopje Thaise basilicumblaadjes

½ kopje korianderblaadjes

½ kopje muntblaadjes

½ kopje lente-uitjes, in dunne plakjes gesneden

2 theelepels extra vergine olijfolie

1 limoen, in vieren

1. Verwijder voor de marinade de gekneusde buitenste lagen van de citroengrasstengels en gooi deze weg. Snijd in

dunne cirkels. Meng citroengras en gember in een keukenmachine; pulseer tot zeer fijngehakt. Voeg de ananas, citroensap, jalapeno en 2 eetlepels olijfolie toe; pureer zoveel mogelijk.

2. Leg de steaks in een grote hersluitbare plastic zak op een ondiep bord. Giet de marinade over de steaks. verzegelde zak; draai de zak in de jas. Laat het 2 tot 10 uur in de koelkast marineren, waarbij u de zak af en toe omdraait. Haal de steaks uit de marinade; gooi de marinade weg. Laat de steaks 30 minuten rusten op kamertemperatuur voordat u ze grilt.

3. Bij een houtskool- of gasgrill plaatst u de steaks direct op middelhoog vuur op het grillrooster. Dek af en rooster gedurende 10 tot 12 minuten voor medium rood (145°F) of 12 tot 15 minuten voor medium rood (160°F), waarbij u halverwege het braden één keer draait. Verwijder steaks van de grill; laat 5 minuten rusten alvorens te serveren.

4. Meng voor de kruidentopping in een kleine kom de basilicum, koriander, munt en lente-uitjes; Besprenkel met 2 theelepels olijfolie; ter dekking gooien. Bestrijk elke steak met kruidentopping en serveer met partjes limoen.

BALSAMICO-DIJON-ENTRECOTE MET KNOFLOOKSPINAZIE

VOORBEREIDING: 12 minuten marineren: 4 uur grillen: 10 minuten bereiden: 4 porties

HET KOKEN VAN DE MARINADE MAAKT HET VEILIGOM ALS SAUS TE ETEN, EN EEN BEETJE IN TE KOKEN OM HET OOK DIKKER TE MAKEN. BAK DE SPINAZIE TERWIJL DE BIEFSTUK AAN HET BAKKEN IS, EN NOG MAAR NET. VOOR DE BESTE SMAAK EN VOEDING KOOK JE SPINAZIE TOT ZE VERWELKT EN NOG HELDERGROEN IS.

BIEFSTUK
- 4 eetlepels balsamicoazijn
- 3 eetlepels extra vergine olijfolie
- 3 eetlepels vers citroensap
- 3 eetlepels vers sinaasappelsap
- 1 eetlepel Dijon-mosterd (zie recept)
- 2 theelepels gehakte verse rozemarijn
- ½ theelepel zwarte peper
- 3 teentjes knoflook, fijngehakt
- 1 entrecote van 1½ pond, gesneden in een dikte van 1½ inch

SPINAZIE
- 1 eetlepel extra vergine olijfolie
- 4 teentjes knoflook, in dunne plakjes gesneden
- 8 kopjes babyspinazie
- ¼ theelepel zwarte peper

1. Meng voor de marinade de azijn, olijfolie, citroensap, sinaasappelsap, Dijon-mosterd, rozemarijn, peper en knoflook in een middelgrote kom. Leg de biefstuk in een

hersluitbare plastic zak op een ondiep bord. Giet de marinade over de biefstuk. verzegelde zak; draai om de biefstuk te coaten. Laat 4 uur in de koelkast marineren, waarbij u de zak af en toe omdraait.

2. Verwarm de grill voor. Haal de biefstuk uit de marinade; doe de marinade in een kleine pan. Voor de balsamicosaus: verwarm de marinade op middelhoog vuur tot het kookt. Verminder hitte; laat 2 tot 3 minuten sudderen of tot het iets dikker is; opzij zetten.

3. Leg de biefstuk op het onverwarmde rooster van de braadpan. Rooster op 10 tot 15 centimeter van het vuur gedurende ongeveer 10 minuten voor medium-rare (145°F) of 14 minuten voor medium-rare (160°), waarbij u één keer draait. Breng de biefstuk over naar een snijplank. Dek losjes af met folie; laat het 10 minuten rusten.

4. Verhit ondertussen voor de spinazie de olijfolie in een extra grote koekenpan op middelhoog vuur. Voeg gesneden knoflook toe; kook gedurende 1 minuut of tot het lichtbruin is. Voeg spinazie toe; bestrooi met peper. Kook en roer gedurende 1 tot 2 minuten of tot de spinazie verwelkt.

5. Snijd de biefstuk in vier porties en besprenkel met de balsamicosaus. Serveer met spinazie.

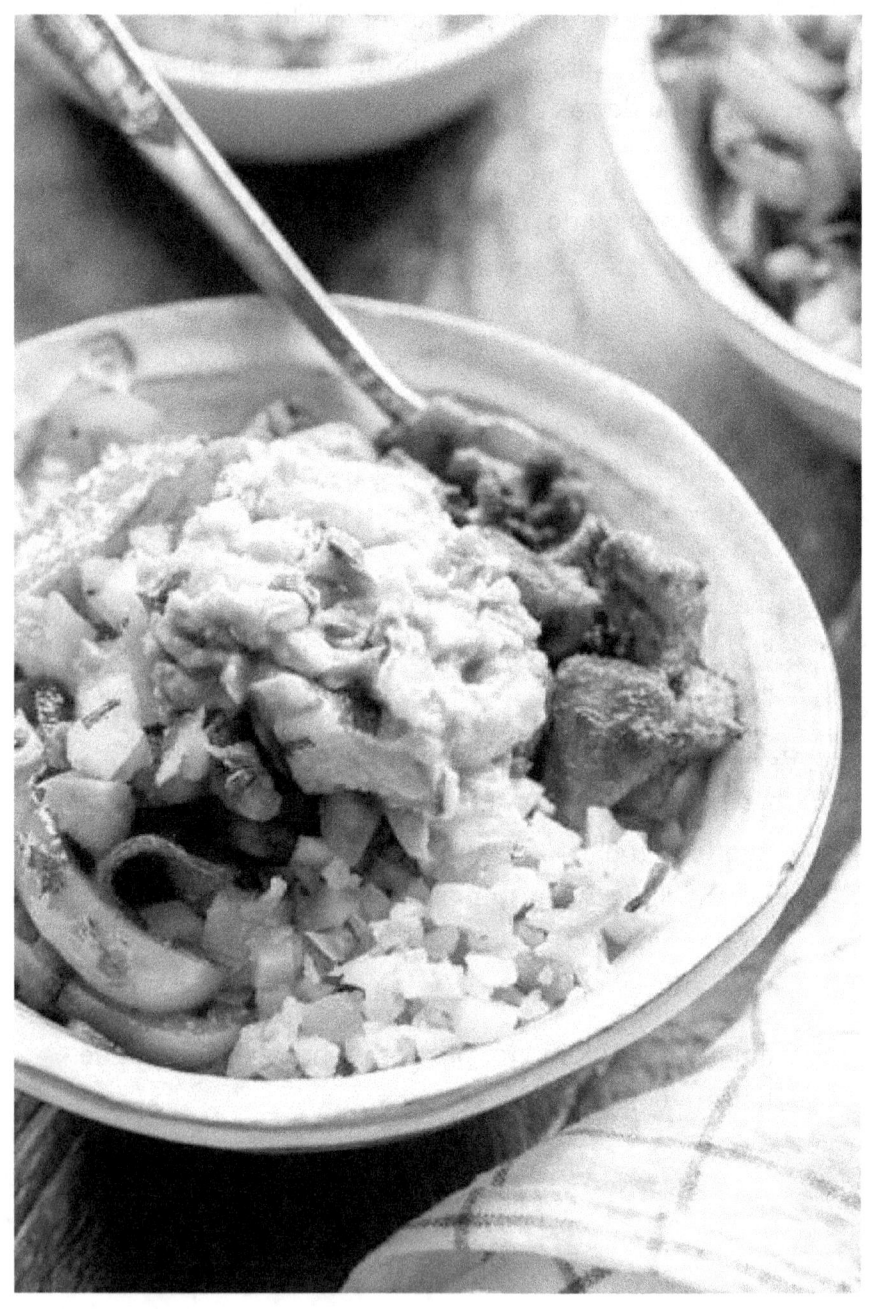

GEROOKTE SHORT RIBS MET APPEL-MOSTERD MOP SAUS

WEEK:1 uur rust: 15 minuten gerookt: 4 uur koken: 20 minuten voorbereiding: 4 portiesFOTO

DE RIJKE SMAAK EN VLEZIGE TEXTUURGEROOKTE RIBBEN HEBBEN IETS FRIS EN KNAPPERIGS NODIG OM HET TE BEGELEIDEN. BIJNA ELKE SALADE IS GESCHIKT, MAAR VENKELSALADE (ZIERECEPTEN OP DE FOTOHIER), IS BIJZONDER GOED.

RIBBEN
8 tot 10 stuks appel- of walnotenhout

3 tot 3½ pond varkenslende korte ribben

¼ kopje gerookte kruiden (zierecept)

DUIK
1 middelgrote gekookte appel, geschild, klokhuis verwijderd en in dunne plakjes gesneden

¼ kopje gehakte ui

¼ kopje water

¼ kopje azijn

2 eetlepels Dijonmosterd (zierecept)

2 tot 3 eetlepels water

1. Week stukken hout minimaal 1 uur voordat u het gaat roken in voldoende water om ze te bedekken. Giet af voordat u het gebruikt. Verwijder zichtbaar vet van de ribben. Trek indien nodig het dunne membraan van de achterkant van de ribben af. Plaats de ribben in een grote, ondiepe pan. Bestrooi gelijkmatig met rokerige kruiden; wrijven met de vingers. Laat 15 minuten op kamertemperatuur staan.

2. Plaats de voorverwarmde kolen, de uitgelekte stukken hout en de bak met water in een roker volgens de instructies van de fabrikant. Giet water in de pan. Plaats de ribben met de beenzijde naar beneden op het grillrooster boven een pan met water. (Of plaats de ribben op een ribbenrek; plaats het ribbenrek op de grill.) Dek af en rook gedurende 2 uur. Houd tijdens het roken een temperatuur van ongeveer 225°F in de roker aan. Voeg indien nodig extra houtskool en water toe om de temperatuur en vochtigheid op peil te houden.

3. Meng ondertussen voor de dweilsaus de appelschijfjes, de ui en ¼ kopje water in een kleine pan. Aan de kook brengen; verminder hitte. Laat afgedekt 10 tot 12 minuten sudderen, of tot de appelschijfjes heel zacht zijn, af en toe roeren. Iets afkoelen; Doe de ongedraineerde appel en ui in een keukenmachine of blender. Dek af en verwerk of mix tot een gladde massa. Doe de puree terug in de pan. Voeg azijn en Dijon-mosterd toe. Kook op middelhoog vuur gedurende 5 minuten, af en toe roeren. Voeg 2 tot 3 eetlepels water toe (of meer, indien nodig) om de saus de consistentie van een vinaigrette te geven. Verdeel de saus in drieën.

4. Bestrijk de ribben na 2 uur royaal met een derde van de mopshondsaus. Dek af en rook nog 1 uur. Bestrijk opnieuw met nog een derde van de mopshondsaus. Wikkel elk stuk ribben in zware aluminiumfolie en plaats de ribben terug in de roker. Stapel ze indien nodig op elkaar. Dek af en rook nog eens 1 tot 1½ uur of tot de ribben gaar zijn.*

5. Verwijder de ribben en bestrijk ze met het resterende derde deel van de mopshondsaus. Snijd de ribben tussen de botten om te serveren.

*Tip: Om de malsheid van de ribben te testen, verwijder je voorzichtig de folie van een van de ribben. Til de ribplaat op met een tang en houd de plaat vast bij het bovenste kwart van de plaat. Draai de ribplaat om zodat de vleeszijde naar beneden wijst. Als de ribben zacht zijn, zou het gerecht uit elkaar moeten vallen als je het optilt. Als ze niet gaar zijn, wikkel ze dan opnieuw in folie en blijf de ribben roken tot ze gaar zijn.

BBQ-GEBAKKEN BOERENVARKENSRIBBEN MET VERSE ANANASSALADE

VOORBEREIDING:20 minuten koken: 8 minuten bakken: 1 uur 15 minuten voorbereiding: 4 porties

LANDELIJKE VARKENSRIBBETJES ZIJN VLEZIG,GOEDKOOP EN, ALS HET OP DE JUISTE MANIER WORDT BEHANDELD, ZOALS LAAG EN LANGZAAM GEKOOKT IN EEN ROMMELIGE BARBECUESAUS, WORDT HET HEERLIJK MALS.

2 pond landelijke varkensribbetjes zonder been

¼ theelepel zwarte peper

1 eetlepel geraffineerde kokosolie

½ kopje vers sinaasappelsap

1½ kopje barbecuesaus (zie<u>recept</u>)

3 kopjes geraspte groene en/of rode kool

1 kopje geraspte wortelen

2 kopjes fijngehakte ananas

⅓ kopje heldere citrusvinaigrette (zie<u>recept</u>)

BBQ-saus (zie<u>recept</u>) (optioneel)

1. Verwarm de oven voor op 350 ° F. Bestrooi het varkensvlees met peper. Verhit de kokosolie op middelhoog vuur in een extra grote koekenpan. Voeg varkensribbetjes toe; kook 8 tot 10 minuten of tot het gelijkmatig bruin en bruin is. Plaats de ribben in een rechthoekige ovenschaal van 3 liter.

2. Voeg voor de saus sinaasappelsap toe aan de pan en roer om eventuele bruine stukjes weg te schrapen. Voeg de 1½ kopje barbecuesaus toe. Giet de saus over de ribben. Draai

de ribben om zodat ze met saus bedekt zijn (gebruik indien nodig een deegborstel om de saus over de ribben te verspreiden). Bedek de bakplaat goed met aluminiumfolie.

3. Bak de ribben gedurende 1 uur. Verwijder de folie en bestrijk de ribben met de saus uit de ovenschaal. Bak nog eens 15 minuten of tot de ribben zacht en goudbruin zijn en de saus iets is ingedikt.

4. Meng ondertussen voor de ananassalade de kool, wortels, ananas en heldere citrusvinaigrette. Dek af en zet in de koelkast tot klaar om te serveren.

5. Serveer de spareribs met salade en eventueel extra BBQ-saus.

PITTIGE VARKENSGOULASH

VOORBEREIDING: 20 minuten koken: 40 minuten voorbereiding: 6 porties

DEZE STOOFPOT OP HONGAARSE WIJZE WORDT GESERVEERD OP EEN BEDJE VAN KNAPPERIGE, NAUWELIJKS VERWELKTE KOOL VOOR EEN MAALTIJD VAN ÉÉN GERECHT. VERPLETTER HET KARWIJZAAD IN EEN VIJZEL EN STAMPER ALS JE DIE HEBT. ANDERS DRUK JE ZE ONDER DE BREDE KANT VAN EEN KOKSMES DOOR MET JE VUIST LICHTJES OP HET MES TE DRUKKEN.

GOULASH

- 1½ pond gemalen varkensvlees
- 2 kopjes gehakte rode, oranje en/of gele paprika's
- ¾ kopje fijngehakte rode ui
- 1 kleine verse rode chilipeper, zonder zaadjes en fijngehakt (zie aanwijzing)
- 4 theelepels gerookte kruiden (zie recept)
- 1 theelepel karwijzaad, gemalen
- ¼ theelepel gehakte marjolein of oregano
- 1 blikje van 14 ounce tomaten zonder zout, ongedraineerd
- 2 eetlepels rode wijnazijn
- 1 eetlepel fijn geraspte citroenschil
- ⅓ kopje gehakte verse peterselie

KOOL

- 2 eetlepels olijfolie
- 1 middelgrote ui, in plakjes gesneden
- 1 kleine kop groene of rode kool, klokhuis verwijderd en in dunne plakjes gesneden

1. Kook voor de goulash het gemalen varkensvlees, de paprika en de ui in een grote Nederlandse oven op middelhoog vuur gedurende 8 tot 10 minuten of tot het varkensvlees niet meer roze is en de groenten zacht maar knapperig zijn, roer met een houten stokje. lepel om ze uit elkaar te

halen. vlees. Giet het vet af. Zet het vuur laag; Voeg rode chili, rookkruiden, karwijzaad en marjolein toe. Dek af en kook gedurende 10 minuten. Voeg de ongedraineerde tomaten en azijn toe. Aan de kook brengen; verminder hitte. Laat afgedekt 20 minuten sudderen.

2. Verhit ondertussen de olie op middelhoog vuur in een extra grote koekenpan. Voeg de ui toe en kook tot hij zacht is, ongeveer 2 minuten. Kool toevoegen; roer om te combineren. Zet het vuur laag. Kook ongeveer 8 minuten of tot de kool gaar is, af en toe roeren.

3. Doe voor het serveren een deel van het koolmengsel op een bord. Bestrijk met goulash en bestrooi met citroenschil en peterselie.

MARINARA ITALIAANSE WORST GEHAKTBALLETJES MET VENKELPLAKKEN EN GEBAKKEN UIEN

VOORBEREIDING:30 minuten bakken: 30 minuten koken: 40 minuten voorbereiding: 4 tot 6 porties

DIT RECEPT IS EEN ZELDZAAM VOORBEELD.VAN EEN INGEBLIKT PRODUCT DAT NET ZO GOED WERKT ALS, ZO NIET BETER DAN, DE VERSE VERSIE. TENZIJ JE TOMATEN HEBT DIE HEEL ERG RIJP ZIJN, ZUL JE IN EEN SAUS MET VERSE TOMATEN NIET ZO'N GOEDE CONSISTENTIE KRIJGEN ALS MET TOMATEN UIT BLIK. ZORG ERVOOR DAT U EEN PRODUCT GEBRUIKT ZONDER TOEGEVOEGD ZOUT EN, BETER NOG, BIOLOGISCH.

GEHAKTBALLETJES

- 2 grote eieren
- ½ kopje amandelmeel
- 8 teentjes knoflook, fijngehakt
- 6 eetlepels droge witte wijn
- 1 eetlepel paprikapoeder
- 2 theelepels zwarte peper
- 1 theelepel venkelzaad, licht geplet
- 1 theelepel gedroogde oregano, gehakt
- 1 theelepel gedroogde tijm, geplet
- ¼ tot ½ theelepel cayennepeper
- 1½ pond gemalen varkensvlees

MARINARA

- 2 eetlepels olijfolie
- 2 blikjes van 15 ounce geplette tomaten zonder zout toegevoegd of één blikje geplette tomaten van 28 ounce zonder zout toegevoegd
- ½ kopje gehakte verse basilicum

3 middelgrote venkelknollen, gehalveerd, klokhuis verwijderd en in dunne plakjes gesneden

1 grote zoete ui, gehalveerd en in dunne plakjes gesneden

1. Verwarm de oven voor op 375 ° F. Bekleed een bakplaat met grote randen met bakpapier; opzij zetten. Klop de eieren, amandelmeel, 6 teentjes knoflook, 3 eetlepels wijn, paprikapoeder, 1½ theelepel zwarte peper, venkelzaad, oregano, tijm en rode peper in een grote kom. Voeg varkensvlees toe; Meng goed. Vorm het varkensvleesmengsel in gehaktballetjes van 1½ inch (je zou ongeveer 24 gehaktballetjes moeten hebben); plaats in een enkele laag op de voorbereide bakplaat. Bak ongeveer 30 minuten of tot ze lichtbruin zijn; draai ze tijdens het bakken één keer om.

2. Verhit ondertussen 1 eetlepel olijfolie in een Nederlandse oven van 4 tot 6 liter voor de marinarasaus. Voeg de resterende 2 teentjes knoflook toe; kook ongeveer 1 minuut of tot het bruin begint te worden. Roer snel de resterende 3 eetlepels wijn, geplette tomaten en basilicum erdoor. Aan de kook brengen; verminder hitte. Laat sudderen, onafgedekt, gedurende 5 minuten. Roer de gekookte gehaktballetjes voorzichtig door de marinarasaus. Dek af en laat 25 tot 30 minuten sudderen.

3. Verhit ondertussen de resterende eetlepel olijfolie in een grote koekenpan op middelhoog vuur. Voeg de venkel en de gesneden ui toe. Kook gedurende 8 tot 10 minuten of tot ze zacht en lichtbruin zijn, onder regelmatig roeren. Breng op smaak met de resterende ½ theelepel zwarte peper. Serveer de gehaktballetjes en de marinarasaus over de venkel- en uiensaus.

COURGETTEBOOTJES GEVULD MET VARKENSVLEES MET BASILICUM EN PIJNBOOMPITTEN

VOORBEREIDING:20 minuten koken: 22 minuten bakken: 20 minuten voorbereiding: 4 porties

KINDEREN ZULLEN DOL ZIJN OP DIT TUSSENDOORTJE.VAN UITGEHOLDE COURGETTE GEVULD MET GEMALEN VARKENSVLEES, TOMATEN EN PAPRIKA. VOEG EVENTUEEL 3 EETLEPELS BASILICUMPESTO TOE (ZIERECEPT) IN PLAATS VAN VERSE BASILICUM, PETERSELIE EN PIJNBOOMPITTEN.

- 2 middelgrote courgettes
- 1 eetlepel extra vergine olijfolie
- 12 ons gemalen varkensvlees
- ¾ kopje gehakte ui
- 2 teentjes knoflook, fijngehakt
- 1 kopje gehakte tomaten
- ⅔ kopje fijngehakte gele of oranje paprika
- 1 theelepel venkelzaad, licht geplet
- ½ theelepel gemalen rode pepervlokken
- ¼ kopje gehakte verse basilicum
- 3 eetlepels gehakte verse peterselie
- 2 eetlepels pijnboompitten, geroosterd (zieaanwijzing) en grof gesneden
- 1 theelepel fijn geraspte citroenschil

1. Verwarm de oven voor op 350 ° F. Snijd de courgette in de lengte doormidden en schraap voorzichtig het midden eruit, zodat een schil van ¼ inch dik overblijft. Snijd de courgettepulp grof en zet opzij. Leg de courgettehelften met de snijzijde naar boven op een met folie beklede bakplaat.

2. Verhit voor de vulling de olijfolie in een grote koekenpan op middelhoog vuur. Voeg gemalen varkensvlees toe; kook tot het niet meer roze is, roer met een houten lepel om het vlees los te maken. Giet het vet af. Zet het vuur laag tot medium. Voeg gereserveerde courgettepulp, ui en knoflook toe; kook en roer ongeveer 8 minuten of tot de ui zacht is. Voeg de tomaten, paprika, venkelzaad en gemalen rode paprika toe. Kook ongeveer 10 minuten of tot de tomaten zacht zijn en beginnen af te breken. Haal de pan van het vuur. Voeg de basilicum, peterselie, pijnboompitten en citroenschil toe. Verdeel de vulling tussen de courgetteschalen, zodat er een lichte klont ontstaat. Bak gedurende 20 tot 25 minuten of tot de courgetteschelpen knapperig zacht zijn.

CURRIED VARKENSVLEES EN ANANAS "NOODLE" -KOMMEN MET KOKOSMELK EN KRUIDEN

VOORBEREIDING:30 minuten koken: 15 minuten bakken: 40 minuten voorbereiding: 4 portiesFOTO

1 grote spaghettipompoen

2 eetlepels geraffineerde kokosolie

1 pond gemalen varkensvlees

2 eetlepels fijngehakte bieslook

2 eetlepels vers citroensap

1 eetlepel gehakte verse gember

6 teentjes knoflook, fijngehakt

1 eetlepel gemalen citroengras

1 eetlepel rode currypoeder op Thaise wijze zonder toegevoegd zout

1 kopje gehakte rode paprika

1 kopje gehakte ui

½ kopje julienne wortel

1 baby paksoi, in plakjes (3 kopjes)

1 kop gesneden verse champignons

1 of 2 Thaise vogelpaprika's, in dunne plakjes gesneden (zieaanwijzing)

1 blikje gewone kokosmelk van 13,5 ounce (zoals Nature's Way)

½ kopje kippenbottenbouillon (zierecept) of kippenbouillon zonder toegevoegd zout

¼ kopje vers ananassap

3 eetlepels ongezouten cashewboter zonder toegevoegde olie

1 kopje in blokjes gesneden verse ananas, in blokjes gesneden

Schijfjes citroen

Verse koriander, munt en/of Thaise basilicum

Gehakte Geroosterde Cashewnoten

1. Verwarm de oven voor op 400 ° F. Spaghettipompoen in de magnetron gedurende 3 minuten op de hoogste stand. Snijd de pompoen voorzichtig in de lengte doormidden en schraap de zaden eruit. Wrijf 1 eetlepel kokosolie over de gesneden kanten van de pompoen. Leg de pompoenhelften met de snijzijde naar beneden op een bakplaat. Bak gedurende 40 tot 50 minuten of totdat de pompoen gemakkelijk met een mes kan worden doorboord. Schraap het vlees met de tanden van een vork uit de schelpen en houd het warm tot het klaar is om te serveren.

2. Meng ondertussen varkensvlees, lente-uitjes, limoensap, gember, knoflook, citroengras en kerriepoeder in een middelgrote kom; Meng goed. Verhit de resterende 1 eetlepel kokosolie op middelhoog vuur in een extra grote koekenpan. Voeg varkensvleesmengsel toe; kook tot het niet meer roze is, roer met een houten lepel om het vlees los te maken. Voeg de paprika, ui en wortel toe; kook en roer ongeveer 3 minuten of tot de groenten knapperig gaar zijn. Voeg de paksoi, champignons, chilipepers, kokosmelk, kippenbottenbouillon, ananassap en cashewboter toe. Aan de kook brengen; verminder hitte. Ananas toevoegen; laat sudderen, onafgedekt, tot het gaar is.

3. Verdeel de spaghettipompoen over vier serveerschalen. Giet het curryvarkensvlees over de pompoen. Serveer met partjes limoen, kruiden en cashewnoten.

PITTIGE GEGRILDE VARKENSPASTEITJES MET PITTIGE KOMKOMMERSALADE

VOORBEREIDING:30 minuten Grill: 10 minuten Rust: 10 minuten Bereiding: 4 porties

DE KNAPPERIGE KOMKOMMERSALADEMET FRISSE MUNTSMAAK IS HET EEN VERFRISSENDE EN VERFRISSENDE AANVULLING OP PITTIGE VARKENSVLEESBURGERS.

- ⅓ kopje olijfolie
- ¼ kopje gehakte verse munt
- 3 eetlepels witte wijnazijn
- 8 teentjes knoflook, fijngehakt
- ¼ theelepel zwarte peper
- 2 middelgrote komkommers, zeer dun gesneden
- 1 kleine ui, in dunne plakjes gesneden (ongeveer ½ kopje)
- 1¼ tot 1½ pond gemalen varkensvlees
- ¼ kopje gehakte verse koriander
- 1 tot 2 verse middelgrote jalapeno- of serrano-chilipepers, zonder zaadjes (indien gewenst) en fijngehakt (zieaanwijzing)
- 2 middelgrote rode paprika's, zonder zaadjes en in vieren
- 2 theelepels olijfolie

1. Meng in een grote kom ⅓ kopje olijfolie, munt, azijn, 2 fijngehakte teentjes knoflook en zwarte peper. Voeg gesneden komkommers en ui toe. Roer tot het goed bedekt is. Dek af en zet in de koelkast tot het klaar is om te serveren, roer één of twee keer.

2. Meng het varkensvlees, de koriander, de chili en de resterende 6 fijngehakte teentjes knoflook in een grote

kom. Vorm er vier ¾-inch dikke pasteitjes van. Bestrijk de paprikakwarten lichtjes met de 2 theelepels olijfolie.

3. Voor een houtskool- of gasgrill plaats je de burgers en paprikakwarten direct op middelhoog vuur. Dek af en gril totdat een direct afleesbare thermometer in de zijkanten van de varkensburgers 160 ° F registreert en de paprikakwarten zacht en licht verkoold zijn. Draai de burgers en paprikakwarten halverwege het braden een keer om. Wacht 10 tot 12 minuten voor de burgers en 8 tot 10 minuten voor de paprikakwarten.

4. Wanneer de paprikakwarten gaar zijn, wikkel je ze in een stuk aluminiumfolie zodat ze volledig bedekt zijn. Laat ongeveer 10 minuten zitten of tot het koel genoeg is om te hanteren. Verwijder met een scherp mes voorzichtig het vel van de paprika's. Snijd de paprikakwarten in de lengte in dunne plakjes.

5. Meng de komkommersalade en giet deze gelijkmatig over vier grote serveerborden. Leg op elk bord een varkenskoekje. Verdeel de plakjes rode paprika gelijkmatig over de burgers.

PIZZA VAN COURGETTEDEEG MET ZONGEDROOGDE TOMATENPESTO, PAPRIKA EN ITALIAANSE WORST

VOORBEREIDING:30 minuten koken: 15 minuten bakken: 30 minuten voorbereiding: 4 porties

HET IS EEN MES-EN-VORK-PIZZA.ZORG ERVOOR DAT JE DE WORST EN DE PAPRIKA'S VOORZICHTIG IN DE MET PESTO BEDEKTE KORST DRUKT, ZODAT DE TOPPING VOLDOENDE BLIJFT PLAKKEN ZODAT DE PIZZA PERFECT KAN WORDEN GESNEDEN.

- 2 eetlepels olijfolie
- 1 eetlepel fijngemalen amandelen
- 1 groot ei, lichtgeklopt
- ½ kopje amandelmeel
- 1 eetlepel gehakte verse oregano
- ¼ theelepel zwarte peper
- 3 teentjes knoflook, fijngehakt
- 3½ kopjes geraspte courgette (2 medium)
- Italiaanse worst (zie recept, onderstaand)
- 1 eetlepel extra vergine olijfolie
- 1 paprika (geel, rood of de helft van elk), ontpit en in zeer dunne reepjes gesneden
- 1 kleine ui, in dunne plakjes gesneden
- Pesto van zongedroogde tomaten (zie recept, onderstaand)

1. Verwarm de oven voor op 425 ° F. Bestrijk een pizzavorm van 30 cm met 2 eetlepels olijfolie. Bestrooi met gemalen amandelen; opzij zetten.

2. Meng voor de bodem het ei, het amandelmeel, de oregano, de zwarte peper en de knoflook in een grote kom. Leg de

geraspte courgette op een schone handdoek of stuk kaasdoek. goed inpakken

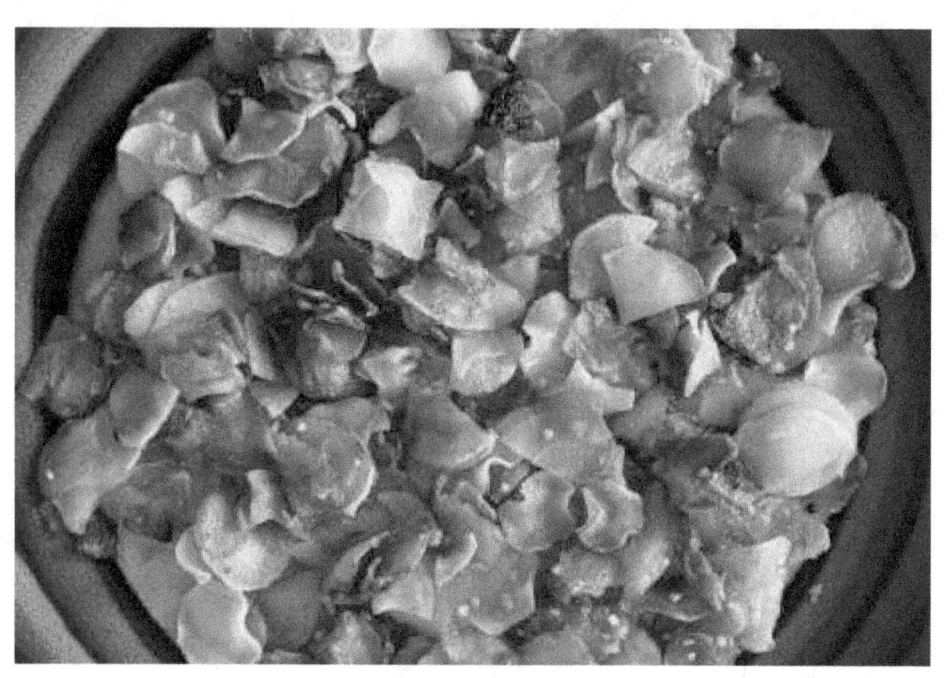

KORIANDER-CITROEN GEROOKTE LAMSBOUT MET GEROOSTERDE ASPERGES

WEEK:30 minuten voorbereiding: 20 minuten grill: 45 minuten rust: 10 minuten voorbereiding: 6 tot 8 porties

EENVOUDIG MAAR ELEGANT, DIT GERECHT BIEDTTWEE INGREDIËNTEN DIE OPVALLEN IN HET VOORJAAR: LAMSVLEES EN ASPERGES. HET ROOSTEREN VAN KORIANDERZAAD VERSTERKT DE WARME, AARDSE EN LICHT KRUIDIGE SMAAK.

- 1 kop walnoothoutsnippers
- 2 eetlepels korianderzaad
- 2 eetlepels fijngehakte citroenschil
- 1½ theelepel zwarte peper
- 2 eetlepels gehakte verse tijm
- 1 lamsbout zonder been, 2 tot 3 pond
- 2 bosjes verse asperges
- 1 eetlepel olijfolie
- ¼ theelepel zwarte peper
- 1 citroen, in vieren

1. Week de hickorychips minstens 30 minuten voor het roken in een kom met voldoende water zodat ze onder water staan; opzij zetten. Rooster ondertussen de korianderzaadjes op matig vuur gedurende ongeveer 2 minuten of tot ze geurig en knapperig zijn in een kleine koekenpan, onder regelmatig roeren. Verwijder de zaden uit de pan; laten afkoelen. Als de zaden zijn afgekoeld, plet je ze grof in een vijzel (of plaats je de zaden op een snijplank en plet je ze met de achterkant van een houten

lepel). Meng gemalen korianderzaad, citroenschil, 1½ theelepel peper en tijm in een kleine kom; opzij zetten.

2. Verwijder het rooster van het lamsgebraad, indien aanwezig. Leg de braai op een werkoppervlak, met de vetkant naar beneden. Strooi de helft van het kruidenmengsel over het vlees; wrijven met de vingers. Rol de braai op en bind hem vast met vier tot zes keukentouwen van 100% katoen. Strooi het resterende kruidenmengsel over de buitenkant van het braadstuk en druk lichtjes aan om te hechten.

3. Plaats bij een houtskoolgrill middelmatig hete kolen rond een lekbak. Probeer middelhoog vuur boven de pan. Strooi de uitgelekte houtsnippers over de kolen. Leg het lamsvlees op het braadrek boven de lekbak. Dek af en rook gedurende 40 tot 50 minuten op middelhoog vuur (145°F). (Voor een gasgrill: verwarm de grill voor. Zet het vuur middelhoog. Pas aan voor indirect koken. Rook zoals hierboven, behalve dat u uitgelekte houtsnippers toevoegt volgens de instructies van de fabrikant.) Dek de grill losjes af met aluminiumfolie. Laat 10 minuten rusten alvorens te snijden.

4. Snijd intussen de houtachtige uiteinden van de asperges af. Meng de asperges in een grote kom met olijfolie en ¼ theelepel peper. Plaats de asperges rond de buitenranden van de grill, direct boven de kolen en loodrecht op het grillrooster. Dek af en rooster gedurende 5 tot 6 minuten tot ze knapperig zijn. Knijp de citroenschijfjes uit over de asperges.

5. Verwijder het touwtje van het lamsgebraad en snijd het vlees in dunne plakjes. Serveer het vlees met geroosterde asperges.

LAMSPOT

VOORBEREIDING: 30 minuten koken: 2 uur 40 minuten voorbereiding: 4 porties

WARM OP MET DEZE SAPPIGE STOOFPOT OP EEN HERFST- OF WINTERNACHT. DE STOOFPOT WORDT GESERVEERD MET EEN FLUWEELZACHTE PUREE VAN KNOLSELDERIJ EN PASTINAAK, OP SMAAK GEBRACHT MET DIJON-MOSTERD, CASHEWROOM EN BIESLOOK. LET OP: KELDERIEWORTEL WORDT OOK WEL SELDERIJ GENOEMD.

- 10 zwarte peperkorrels
- 6 salieblaadjes
- 3 hele piment
- 2 reepjes sinaasappelschil van 2 inch
- 2 pond lamsschouder zonder botten
- 3 eetlepels olijfolie
- 2 middelgrote uien, grof gesneden
- 1 blikje tomaten zonder zout van 14,5 ounce, ongedraineerd
- 1½ kopje runderbottenbouillon (zie recept) of runderbouillon zonder toegevoegd zout
- ¾ kopje droge witte wijn
- 3 grote teentjes knoflook, geplet en gepeld
- 2 pond knolselderijwortel, geschild en in blokjes van 1 inch gesneden
- 6 middelgrote pastinaken, geschild en in plakjes van 1 inch gesneden (ongeveer 2 pond)
- 2 eetlepels olijfolie
- 2 eetlepels cashewroom (zie recept)
- 1 eetlepel Dijon-mosterd (zie recept)
- ¼ kopje gehakte bieslook

1. Knip voor het boeket garni een vierkante kaasdoek van 19 cm uit. Plaats de peperkorrels, salie, piment en sinaasappelschil in het midden van de kaasdoek. Til de

hoeken van de kaasdoek op en bind ze stevig vast met schoon keukentouw van 100% katoen. Opzij zetten.

2. Verwijder het vet van de lamsschouder; snijd het lamsvlees in stukken van 1 inch. Verhit de 3 eetlepels olijfolie in een Nederlandse oven op middelhoog vuur. Kook lamsvlees, indien nodig in batches, in hete olie tot het bruin is; Haal uit de pan en houd warm. Voeg uien toe aan de koekenpan; kook 5 tot 8 minuten of tot ze zacht en lichtbruin zijn. Voeg het boeket garni, de ongedraineerde tomaten, 1¼ kopje runderbottenbouillon, wijn en knoflook toe. Aan de kook brengen; verminder hitte. Laat afgedekt 2 uur sudderen, af en toe roeren. Verwijder het 'bouquet garni' en gooi het weg.

3. Doe ondertussen de knolselderij en pastinaak in een grote pot om te pureren; bedekken met water. Breng aan de kook op middelhoog vuur; zet het vuur laag. Dek af en laat 30 tot 40 minuten sudderen, of tot de groenten heel zacht zijn als je er met een vork in prikt. Aftappen; doe de groenten in een keukenmachine. Voeg de resterende ¼ kopje runderbottenbouillon en 2 eetlepels olie toe; pulseer tot de puree bijna glad is maar nog steeds wat textuur heeft, stop een of twee keer om langs de zijkanten te schrapen. Doe de puree in een kom. Voeg de cashewroom, mosterd en bieslook toe.

4. Verdeel de puree over vier kommen; gegarneerd met lamsstoofpot.

LAMSSTOOFPOT MET SELDERIJ- EN WORTELNOEDELS

VOORBEREIDING:30 minuten bakken: 1 uur 30 minuten voorbereiding: 6 porties

KNOLSELDERIJWORTEL IS COMPLEET ANDERS.MANIER IN DEZE STOOFPOT DAN IN DE LAMSKETEL (ZIE<u>RECEPT</u>). MET EEN MANDOLINESCHAAF WORDEN ZEER DUNNE REEPJES VAN DE ZOETE, NOOTACHTIGE WORTEL GEMAAKT. DE "NOEDELS" WORDEN IN DE STOOFPOT GESTOOFD TOT ZE ZACHT ZIJN.

- 2 theelepels citroenkruidkruiden (zie<u>recept</u>)
- 1½ pond lamsstoofpot, in blokjes van 1 inch gesneden
- 2 eetlepels olijfolie
- 2 kopjes gehakte ui
- 1 kopje gehakte wortels
- 1 kopje in blokjes gesneden rapen
- 1 eetlepel gehakte knoflook (6 teentjes)
- 2 eetlepels tomatenpuree zonder toegevoegd zout
- ½ kopje droge rode wijn
- 4 kopjes runderbottenbouillon (zie<u>recept</u>) of runderbouillon zonder toegevoegd zout
- 1 laurierblad
- 2 kopjes pompoen gesneden in blokjes van 1 inch
- 1 kopje gehakte aubergine
- 1 pond knolselderij, geschild
- gehakte verse peterselie

1. Verwarm de oven voor op 250 ° F. Strooi de citroenkruidkruiden gelijkmatig over het lamsvlees. Schud voorzichtig om te coaten. Verwarm een Nederlandse oven van 6 tot 8 liter op middelhoog vuur. Voeg 1 eetlepel olijfolie en de helft van het gekruide lamsvlees toe aan de braadpan. Bruin het vlees aan alle kanten in hete olie; Doe

het gebruinde vlees op een bord en herhaal met de rest van het lamsvlees en de olijfolie. Zet het vuur laag tot medium.

2. Voeg de uien, wortels en rapen toe aan de pot. Kook en roer groenten gedurende 4 minuten; Voeg knoflook en tomatenpuree toe en kook nog 1 minuut. Voeg de rode wijn, de runderbottenbouillon, het laurierblad en het achtergehouden rundvlees en eventuele opgehoopte sappen toe aan de pan. Breng het mengsel aan de kook. Dek af en plaats de Dutch oven in de voorverwarmde oven. Bak gedurende 1 uur. Voeg de pompoen en aubergine toe. Zet terug in de oven en bak nog eens 30 minuten.

3. Terwijl de stoofpot in de oven staat, gebruik je een mandoline om de knolselderijwortel heel dun te snijden. Snijd de plakjes knolselderie in reepjes van een halve centimeter breed. (Je zou ongeveer 4 kopjes moeten hebben.) Roer de selderijwortelreepjes door de stoofpot. Laat ongeveer 10 minuten sudderen of tot het zacht is. Verwijder het laurierblad en gooi het weg voordat u de stoofpot serveert. Bestrooi elke portie met gehakte peterselie.

LAMSKOTELETJES OP FRANSE WIJZE MET GRANAATAPPEL- EN DADELCHUTNEY

VOORBEREIDING:10 minuten koken: 18 minuten afkoelen: 10 minuten voorbereiding: 4 porties

DE TERM "FRANS" VERWIJST NAAR EEN RIBWAARVAN HET VET, HET VLEES EN HET BINDWEEFSEL MET EEN SCHERP KEUKENMES ZIJN VERWIJDERD. DIT MAAKT DE PRESENTATIE AANTREKKELIJK. VRAAG UW SLAGER OM DIT TE DOEN OF U KUNT HET ZELF DOEN.

CHUTNEY
- ½ kopje ongezoet granaatappelsap
- 1 eetlepel vers citroensap
- 1 sjalot, geschild en in dunne plakjes gesneden
- 1 theelepel fijngehakte sinaasappelschil
- ⅓ kopje gehakte Medjool-dadels
- ¼ theelepel gemalen rode peper
- ¼ kopje granaatappels*
- 1 eetlepel olijfolie
- 1 eetlepel gehakte verse Italiaanse platte peterselie

LAMSKOTELETJES
- 2 eetlepels olijfolie
- 8 Franse lamsribkoteletten

1. Meng voor de chutney het granaatappelsap, het citroensap en de sjalot in een kleine pan. Aan de kook brengen; verminder hitte. Laat het, onafgedekt, gedurende 2 minuten sudderen. Voeg de sinaasappelschil, dadels en gemalen rode peper toe. Laat afkoelen, ongeveer 10

minuten. Voeg de granaatappels, 1 eetlepel olijfolie en de peterselie toe. Bewaar op kamertemperatuur tot klaar om te serveren.

2. Verhit voor de karbonades de 2 eetlepels olijfolie in een grote koekenpan op middelhoog vuur. Werk in batches, voeg de karbonades toe aan de koekenpan en kook gedurende 6 tot 8 minuten op middelhoog vuur (145 ° F), één keer draaien. Bestrijk de karbonades met chutney.

*Let op: Verse granaatappels en hun aardappelen of zaden zijn verkrijgbaar van oktober tot februari. Als je ze niet kunt vinden, gebruik dan gedroogde, ongezoete zaden om de chutney knapperiger te maken.

CHIMICHURRI LAMSKOTELETJES MET GEKRUIDE RADICCHIOSALADE

VOORBEREIDING:30 minuten Marineren: 20 minuten Koken: 20 minuten Bereiden: 4 porties

IN ARGENTINIË IS CHIMICHURRI DE MEEST POPULAIRE SMAAKMAKERVERGEZELD VAN DE BEROEMDE GEGRILDE STEAK IN GAUCHO-STIJL UIT DAT LAND. ER ZIJN VEEL VARIATIES, MAAR DIKKE KRUIDENSAUS WORDT MEESTAL GEMAAKT MET PETERSELIE, KORIANDER OF OREGANO, SJALOTJES EN/OF KNOFLOOK, GEMALEN RODE PEPER, OLIJFOLIE EN RODE WIJNAZIJN. HET IS UITSTEKEND BIJ GEGRILDE BIEFSTUK, MAAR EVEN BRILJANT BIJ GEGRILDE OF GEGRILDE LAMSKOTELETJES, KIP EN VARKENSVLEES.

8 lamskoteletten, in een dikte van 2,5 cm gesneden

½ kopje chimichurrisaus (zie<u>recept</u>)

2 eetlepels olijfolie

1 zoete ui, gehalveerd en in plakjes gesneden

1 theelepel komijnzaad, gemalen*

1 teentje knoflook, fijngehakt

1 kop radicchio, klokhuis verwijderd en in dunne plakjes gesneden

1 eetlepel balsamicoazijn

1. Doe de lamskoteletjes in een extra grote kom. Besprenkel met 2 eetlepels Chimichurri-saus. Wrijf de saus met je vingers over het hele oppervlak van elke karbonade. Marineer de karbonades gedurende 20 minuten op kamertemperatuur.

2. Verhit ondertussen 1 eetlepel olijfolie in een extra grote gebakken saladepan. Voeg ui, komijn en knoflook toe;

kook gedurende 6 tot 7 minuten of tot de ui zacht wordt, onder regelmatig roeren. Witlof toevoegen; kook gedurende 1 tot 2 minuten of tot de radicchio licht verwelkt is. Doe de salade in een grote kom. Voeg balsamicoazijn toe en meng goed om te combineren. Dek af en houd warm.

3. Maak de pan schoon. Voeg de resterende eetlepel olijfolie toe aan de koekenpan en verwarm op middelhoog vuur. Voeg lamskoteletjes toe; zet het vuur laag tot medium. Kook gedurende 9 tot 11 minuten of tot de gewenste gaarheid, waarbij u de karbonades af en toe met een tang draait.

4. Serveer de karbonades met de salade en de rest van de chimichurrisaus.

*Opmerking: Om komijnzaad fijn te maken, gebruik je een vijzel en stamper, of plaats je de zaden op een snijplank en plet je ze met een koksmes.

ANSJOVIS-SALIE INGEWREVEN LAMSKOTELETJES MET WORTEL-ZOETE AARDAPPELREMOULADE

VOORBEREIDING: 12 minuten Koelen: 1 tot 2 uur Grillen: 6 minuten Bereiden: 4 porties

ER ZIJN DRIE SOORTEN LAMSKOTELETJES. DE DIKKE, VLEZIGE STUKKEN LENDE LIJKEN OP KLEINE STEAKS. RIBKARBONADES, HIER GENOEMD, WORDEN GEMAAKT DOOR TUSSEN DE POTEN VAN EEN LAMSRACK TE SNIJDEN. ZE ZIJN ERG ZACHT EN HEBBEN EEN LANG, AANTREKKELIJK BEEN AAN DE ZIJKANT. ZE WORDEN VAAK GEGRILD OF GEGRILD GESERVEERD. GOEDKOPE SCHOUDERKARBONADES ZIJN IETS DIKKER EN MINDER MALS DAN DE ANDERE TWEE SOORTEN. HET IS HET BESTE OM ZE BRUIN TE MAKEN EN ZE VERVOLGENS TE SMOREN IN WIJN, BOUILLON EN TOMATEN, OF EEN COMBINATIE VAN BEIDE.

- 3 middelgrote wortels, grof gesneden
- 2 kleine zoete aardappelen, julienne* of grof gesneden
- ½ kopje Paleo Mayo (zie recept)
- 2 eetlepels vers citroensap
- 2 theelepels Dijon-mosterd (zie recept)
- 2 eetlepels gehakte verse peterselie
- ½ theelepel zwarte peper
- 8 lamskoteletjes, in een dikte van ½ tot ¾ inch gesneden
- 2 eetlepels gehakte verse salie of 2 theelepels gedroogde salie, geplet
- 2 theelepels gemalen ancho-chili
- ½ theelepel knoflookpoeder

1. Meng voor de remoulade de wortels en de zoete aardappelen in een middelgrote kom. Meng in een kleine kom Paleo Mayo, citroensap, Dijon-mosterd, peterselie en

zwarte peper. Giet over wortels en zoete aardappelen; ter dekking gooien. Dek af en zet 1 tot 2 uur in de koelkast.

2. Meng ondertussen in een kleine kom de salie, ancho chili en knoflookpoeder. Wrijf het kruidenmengsel over de lamskoteletjes.

3. Voor een houtskool- of gasgrill plaats je de lamskoteletten op een grill direct op middelhoog vuur. Dek af en rooster gedurende 6 tot 8 minuten voor medium-rare (145°F) of 10 tot 12 minuten voor medium-rare (150°F), waarbij u halverwege het braden één keer draait.

4. Serveer de lamskoteletjes met de remoulade.

*Let op: Gebruik een mandoline met julienne-opzetstuk om de zoete aardappelen in plakjes te snijden.

LAMSKOTELETJES MET SJALOT, MUNT EN OREGANO

VOORBEREIDING: 20 minuten Marineren: 1 tot 24 uur Grill: 40 minuten Grill: 12 minuten
Bereiding: 4 personen

ZOALS BIJ DE MEESTE GEMARINEERDE VLEESWAREN, HOE LANGER JE HET KRUIDENMENGSEL OP DE LAMSKOTELETJES LAAT LIGGEN VOORDAT JE GAAT KOKEN, HOE LEKKERDER ZE ZULLEN ZIJN. ER IS EEN UITZONDERING OP DEZE REGEL, EN DAT IS WANNEER JE EEN MARINADE GEBRUIKT DIE ZEER ZURE INGREDIËNTEN BEVAT, ZOALS CITROENSAP, AZIJN EN WIJN. ALS JE VLEES TE LANG IN EEN ZURE MARINADE LAAT LIGGEN, BEGINT HET AF TE BREKEN EN PAPPERIG TE WORDEN.

LAM

- 2 eetlepels fijngesneden sjalot
- 2 eetlepels fijngehakte verse munt
- 2 eetlepels fijngehakte verse oregano
- 5 theelepels mediterrane kruiden (zie recept)
- 4 theelepels olijfolie
- 2 teentjes knoflook, fijngehakt
- 8 lamskoteletten, ongeveer 2,5 cm dik gesneden

SALADE

- ¾ pond babybieten, bijgesneden
- 1 eetlepel olijfolie
- ¼ kopje vers citroensap
- ¼ kopje olijfolie
- 1 eetlepel fijngehakte sjalot
- 1 theelepel Dijon-mosterd (zie recept)
- 6 kopjes gemengde groenten
- 4 theelepels gesneden bieslook

1. Meng voor het lamsvlees 2 eetlepels sjalot, munt, oregano, 4 theelepels mediterrane kruiden en 4 theelepels olijfolie in een kleine kom. Strooi de rub over alle kanten van de lamskoteletjes; wrijven met de vingers. Leg de karbonades op een bord; dek af met plasticfolie en zet minimaal 1 uur of maximaal 24 uur in de koelkast om te marineren.

2. Verwarm voor salade de oven voor op 400 ° F. Wrijf bieten goed; in partjes snijden. Plaats in een ovenschaal van 2 kwart gallon. Besprenkel met 1 eetlepel olijfolie. Bedek het bord met aluminiumfolie. Rooster ongeveer 40 minuten of tot de rode biet gaar is. Volledig afkoelen. (Bieten kunnen maximaal 2 dagen van tevoren worden geroosterd.)

3. Meng citroensap, ¼ kopje olijfolie, 1 eetlepel sjalot, Dijon-mosterd en de resterende 1 theelepel mediterrane kruiden in een pot met schroefdop. Dek af en schud goed. Combineer bieten en groenten in een slakom; meng met een beetje vinaigrette.

4. Voor een houtskool- of gasgrill plaats je de karbonades direct op de geoliede grill op middelhoog vuur. Dek af en gril tot de gewenste gaarheid, draai halverwege de bereiding één keer om. Wacht 12 tot 14 minuten voor medium rood (145°F) of 15 tot 17 minuten voor medium rood (160°F).

5. Plaats voor het serveren 2 lamskoteletten en een deel van de salade op elk van de vier serveerborden. Strooi bieslook erover. Geef de resterende vinaigrette door.

TUINGEVULDE LAMSBURGERS MET COULIS VAN RODE PEPER

VOORBEREIDING: 20 minuten rust: 15 minuten grill: 27 minuten bereiding: 4 porties

EEN COULIS IS NIETS MEER DAN EEN EENVOUDIGE EN MILDE SAUS GEMAAKT VAN GEPUREERD FRUIT OF GROENTEN. DE HELDERE, MOOIE RODE PEPERSAUS OP DEZE LAMSBURGERS KRIJGT EEN DUBBELE DOSIS ROOK: VAN DE GRILL EN EEN SNUFJE GEROOKTE PAPRIKA.

COULIS VAN RODE PEPER
- 1 grote rode paprika
- 1 eetlepel droge witte wijn of witte wijnazijn
- 1 theelepel olijfolie
- ½ theelepel gerookte paprikapoeder

DE BURGERS
- ¼ kopje in blokjes gesneden ongezouten zongedroogde tomaten
- ¼ kopje geraspte courgette
- 1 eetlepel gehakte verse basilicum
- 2 theelepels olijfolie
- ½ theelepel zwarte peper
- 1½ pond gemalen lamsvlees
- 1 eiwit, lichtgeklopt
- 1 eetlepel mediterrane kruiden (zie recept)

1. Plaats voor de rode paprikacoulis de rode paprika direct op de grill op middelhoog vuur. Dek af en rooster gedurende 15 tot 20 minuten, of tot ze verkoold en heel zacht is. Draai de paprika elke 5 minuten bruin aan elke kant. Haal de paprika van de grill en plaats hem onmiddellijk in een papieren zak of aluminiumfolie om de paprika volledig te

bedekken. Laat het 15 minuten zitten of tot het koel genoeg is om te hanteren. Verwijder met een scherp mes voorzichtig de schil en gooi deze weg. Snijd de paprika in de lengte in kwarten en verwijder de steeltjes, zaden en zaadlijsten. Meng in een keukenmachine de geroosterde paprika, wijn, olijfolie en gerookte paprika. Dek af en verwerk of mix tot een gladde massa.

2. Doe ondertussen voor de vulling de zongedroogde tomaten in een kleine kom en bedek ze met kokend water. Laat gedurende 5 minuten staan; laten leeglopen. Dep de tomaten en geraspte courgette droog met keukenpapier. Meng in de kleine kom de tomaten, courgette, basilicum, olijfolie en ¼ theelepel zwarte peper; opzij zetten.

3. Meng lamsgehakt, eiwit, resterende ¼ theelepel zwarte peper en mediterrane kruiden in een grote kom; Meng goed. Verdeel het vleesmengsel in acht gelijke porties en vorm elk tot een pasteitje van ¼ inch dik. Schep de vulling op vier van de hamburgers; bedek met de resterende pasteitjes en knijp de randen in om de vulling af te dichten.

4. Leg de burgers direct op middelhoog vuur op het grillrooster. Dek af en rooster gedurende 12 tot 14 minuten of tot het gaar is (160°F), waarbij u halverwege het braden één keer omdraait.

5. Beleg de burgers met rode pepercoulis.

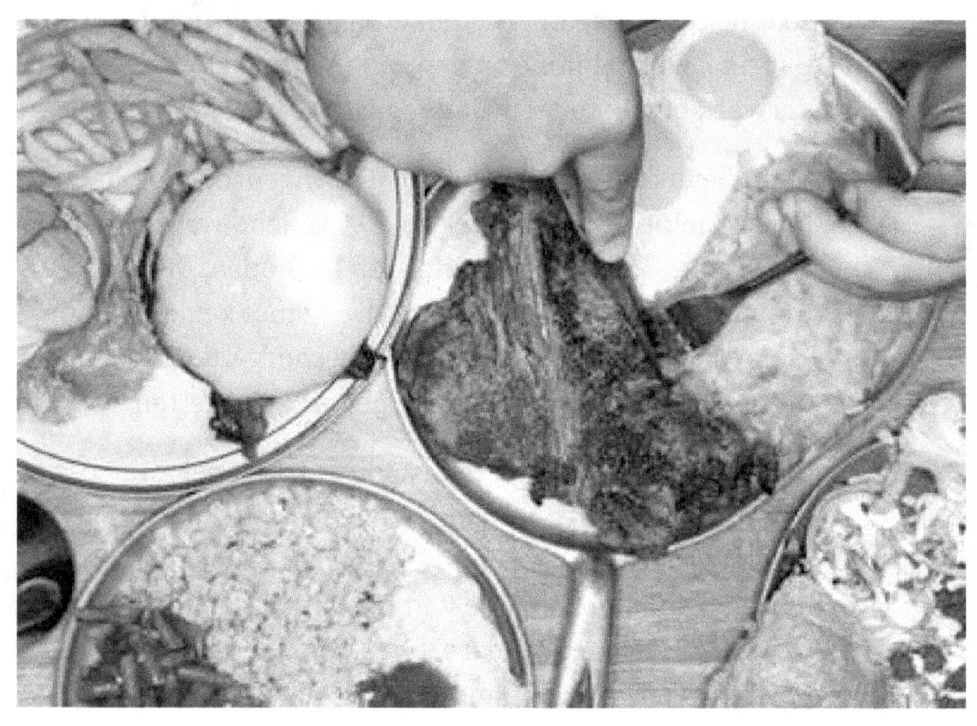

DUBBELE LAMSSPIESJES MET OREGANO EN TZATZIKISAUS

WEEK:30 minuten voorbereiding: 20 minuten afkoelen: 30 minuten grillen: 8 minuten voorbereiding: 4 porties

DEZE LAMSSPIESJES ZIJN IN WEZENIN HET MIDDELLANDSE ZEEGEBIED EN HET MIDDEN-OOSTEN BEKEND ALS KOFTA: GEKRUID GEHAKT (MEESTAL LAMS- OF RUNDVLEES) WORDT TOT BALLETJES OF ROND EEN SPIES GEVORMD EN VERVOLGENS GEGRILD. VERS GEDROOGDE OREGANO GEEFT ZE EEN HEERLIJKE GRIEKSE SMAAK.

8 houten stokken van 10 inch

LAMSSPIESJES

1½ pond mager lamsvlees

1 kleine ui, gehakt en geperst

1 eetlepel gehakte verse oregano

2 theelepels gedroogde oregano, gehakt

1 theelepel zwarte peper

TZATZIKI-SAUS

1 kopje Paleo Mayo (zie recept)

½ grote komkommer, ontpit, geraspt en uitgeperst

2 eetlepels vers citroensap

1 teentje knoflook, fijngehakt

1. Week de spiesjes in voldoende water zodat ze 30 minuten onder water staan.

2. Meng voor lamsspiesjes lamsgehakt, ui, verse en gedroogde oregano en peper in een grote kom; Meng goed. Verdeel het lamsmengsel in acht gelijke porties. Vorm elke portie rond de helft van een spies, waardoor een blok van 5 bij 1

inch ontstaat. Dek af en zet minimaal 30 minuten in de koelkast.

3. Meng ondertussen voor de Tzatziki-saus Paleo Mayo, komkommer, citroensap en knoflook in een kleine kom. Dek af en zet in de koelkast tot het serveren.

4. Bij een houtskool- of gasgrill plaats je de lamsspiesjes direct op middelhoog vuur op de grill. Dek af en rooster ongeveer 8 minuten op middelhoog vuur (160 ° F), waarbij u halverwege het braden een keer draait.

5. Serveer de lamsspiesjes met tzatzikisaus.

GEROOSTERDE KIP MET SAFFRAAN EN CITROEN

VOORBEREIDING: 15 minuten afkoelen: 8 uur grillen: 1 uur 15 minuten rusten: 10 minuten bereiden: 4 porties

SAFFRAAN ZIJN DE DROGE MEELDRADEN VAN EEN SOORT SAFFRAANBLOEM. HET IS DUUR, MAAR MET EEN BEETJE KOM JE AL EEN HEEL EIND. HET VOEGT ZIJN KENMERKENDE AARDSE SMAAK EN PRACHTIGE GELE TINT TOE AAN DEZE GEBAKKEN KIP MET KROKANTE HUID.

- 1 hele kip, 4 tot 5 pond
- 3 eetlepels olijfolie
- 6 teentjes knoflook, geplet en gepeld
- 1½ eetlepel fijn geraspte citroenschil
- 1 eetlepel verse tijm
- 1½ theelepel gemalen zwarte peper
- ½ theelepel saffraandraadjes
- 2 laurierblaadjes
- 1 citroen, in vieren

1. Verwijder de nek en darmen van de kip; weggooien of bewaren voor ander gebruik. Spoel de kippenholte; droog het met papieren handdoeken. Verwijder overtollig vel en vet van de kip.

2. Meng olijfolie, knoflook, citroenschil, tijm, peper en saffraan in een keukenmachine. Verwerk tot een gladde pasta.

3. Wrijf de pasta met je vingers over de buitenkant van de kip en de binnenkant. Doe de kip in een grote kom; dek af en zet minimaal 8 uur of een nacht in de koelkast.

4. Verwarm de oven voor op 425 ° F. Plaats de citroenkwarten en de laurierblaadjes in de holte van de kip. Bind de benen vast met keukentouw van 100% katoen. Steek de vleugels onder de kip. Steek een vleesoventhermometer in de binnenkant van de dijspier zonder het bot aan te raken. Leg de kip op een rooster in een grote braadpan.

5. Rooster gedurende 15 minuten. Verlaag de oventemperatuur tot 375 ° F. Rooster nog ongeveer 1 uur of tot de sappen helder zijn en de thermometer 175 ° F registreert. Kippentent met folie. Laat 10 minuten rusten alvorens te snijden.

GEWOKTE KIP MET JICAMASALADE

VOORBEREIDING: 40 minuten Grill: 1 uur 5 minuten Rust: 10 minuten Bereiding: 4 porties

"SPATCHCOCK" IS EEN OUDE CULINAIRE TERMDIE ONLANGS IS HERGEBRUIKT OM HET PROCES TE BESCHRIJVEN WAARBIJ EEN KLEINE VOGEL, ZOALS EEN KIP OF CORNISH-KIP, WORDT VERDEELD EN VERVOLGENS WORDT GEOPEND EN PLATGEDRUKT ALS EEN BOEK, ZODAT HIJ SNELLER EN GELIJKMATIGER KAN WORDEN GEKOOKT. HET LIJKT OP DE VLINDER, MAAR VERWIJST ALLEEN NAAR PLUIMVEE.

KIP
- 1 poblano chili
- 1 eetlepel fijngehakte sjalot
- 3 teentjes knoflook, fijngehakt
- 1 theelepel fijn geraspte citroenschil
- 1 theelepel fijn geraspte limoenschil
- 1 theelepel gerookte kruiden (zie recept)
- ½ theelepel gedroogde oregano, gehakt
- ½ theelepel gemalen komijn
- 1 eetlepel olijfolie
- 1 hele kip, 3 tot 3½ pond

KOOLSALADE
- ½ middelgrote jicama, geschild en in julienne gesneden (ongeveer 3 kopjes)
- ½ kopje dun gesneden bieslook (4)
- 1 Granny Smith-appel, geschild, klokhuis verwijderd en in julienne gesneden
- ⅓ kopje gehakte verse koriander
- 3 eetlepels vers sinaasappelsap
- 3 eetlepels olijfolie
- 1 theelepel citroenkruidkruiden (zie recept)

1. Plaats bij een houtskoolgrill middelmatig hete kolen aan één kant van de grill. Plaats een lekbak onder de lege kant van de grill. Plaats de poblano op het grillrooster, direct boven gematigde kolen. Dek af en rooster gedurende 15 minuten of tot de poblano aan alle kanten verkoold is, af en toe draaiend. Wikkel poblano onmiddellijk in aluminiumfolie; laat het 10 minuten rusten. Open de folie en snijd de poblano in de lengte doormidden; verwijder de stengels en zaden (zie aanwijzing). Verwijder voorzichtig de schil met een scherp mes en gooi deze weg. Snijd de poblano fijn. (Voor een gasgrill: verwarm de grill voor; zet het vuur laag. Pas aan voor indirect koken. Grill zoals hierboven op een aangestoken brander.)

2. Meng voor de dressing de poblanopeper, sjalot, knoflook, citroenschil, limoenschil, gerookte kruiden, oregano en komijn in een kleine kom. Voeg olie toe; meng goed tot een pasta.

3. Om de kip te bedruipen, verwijdert u de nek en darmen van de kip (bewaren voor ander gebruik). Leg de kip met de borst naar beneden op een snijplank. Gebruik een keukenschaar om één kant van de ossenhaas in de lengte door te snijden, te beginnen bij de nekzijde. Herhaal de longitudinale snede aan de andere kant van de wervelkolom. Verwijder de varkenshaas en gooi deze weg. Draai de kip met het vel naar boven. Druk tussen de borsten naar beneden om het borstbeen te breken, zodat de kip plat ligt.

4. Begin bij de nek aan één kant van de borst en schuif uw vingers tussen het vel en het vlees, waarbij u het vel

losmaakt terwijl u richting de dij gaat. Maakt de huid rond de dij los. Herhaal aan de andere kant. Gebruik je vingers om het vlees onder de huid van de kip te wrijven.

5. Leg de kip met de borst naar beneden op het grillrooster boven de lekbak. Gewicht met twee stenen verpakt in aluminiumfolie of een grote gietijzeren koekenpan. Dek af en rooster gedurende 30 minuten. Draai de kip met de botkant naar beneden op een rooster en weeg opnieuw met stenen of een koekenpan. Braad, afgedekt, ongeveer 30 minuten langer of tot de kip niet langer roze is (175 ° F bij de dijspier). Haal de kip van de grill; laat het 10 minuten rusten. (Voor een gasgrill plaatst u de kip op het grillrooster, uit de buurt van hitte. Grill zoals hierboven aangegeven.)

6. Meng ondertussen voor de salade de jicama, lente-uitjes, appel en koriander in een grote kom. Meng in een kleine kom het sinaasappelsap, de olie en de citroenkruiden. Giet het jicama-mengsel erover en roer het door elkaar. Serveer de kip met de salade.

ACHTERHAND VAN GEROOSTERDE KIP MET WODKA, WORTEL EN TOMATENSAUS

VOORBEREIDING:15 minuten koken: 15 minuten grillen: 30 minuten bereiden: 4 porties

WODKA KAN VAN VERSCHILLENDE SOORTEN WORDEN GEMAAKTVERSCHILLENDE VOEDINGSMIDDELEN, WAARONDER AARDAPPELEN, MAÏS, ROGGE, TARWE EN GERST, ZELFS DRUIVEN. HOEWEL ER NIET VEEL WODKA IN DEZE DIP ZIT ALS JE HEM IN VIER PORTIES VERDEELT, ZOEK DAN NAAR WODKA GEMAAKT VAN AARDAPPELEN OF DRUIVEN, ZODAT DEZE PALEOVRIENDELIJK IS.

3 eetlepels olijfolie

4 achterpoten van kippen met bot of vlees, zonder vel

1 blik van 28 ounce pruimtomaten zonder zout, uitgelekt

½ kopje fijngehakte ui

½ kopje fijngehakte wortel

3 teentjes knoflook, fijngehakt

1 theelepel mediterrane kruiden (zie_recept_)

⅛ theelepel cayennepeper

1 takje verse rozemarijn

2 eetlepels wodka

1 eetlepel gehakte verse basilicum (optioneel)

1. Verwarm de oven voor op 375 ° F. Verhit 2 eetlepels olie op middelhoog vuur in een extra grote koekenpan. Kip toevoegen; kook ongeveer 12 minuten of tot ze goudbruin zijn en gelijkmatig bruin worden. Plaats de pan in de voorverwarmde oven. Rooster, onafgedekt, gedurende 20 minuten.

2. Gebruik ondertussen een keukenschaar om de tomaten voor de saus te snijden. Verhit de resterende 1 eetlepel olie in een middelgrote pan op middelhoog vuur. Voeg ui, wortel en knoflook toe; kook 3 minuten of tot ze gaar zijn, onder regelmatig roeren. Voeg de gesneden tomaten, mediterrane kruiden, rode paprika en takjes rozemarijn toe. Breng aan de kook op middelhoog vuur; verminder hitte. Laat het 10 minuten onafgedekt sudderen, af en toe roeren. Voeg wodka toe; kook nog 1 minuut; verwijder het takje rozemarijn en gooi het weg.

3. Giet de saus over de kip in de koekenpan. Zet de pan terug in de oven. Rooster, afgedekt, nog ongeveer 10 minuten of tot de kip zacht is en niet meer roze (175 ° F). Indien gewenst bestrooien met basilicum.

POULET RÔTI EN KOOLRAAP AARDAPPELEN

VOORBEREIDING:40 minuten bakken: 40 minuten voorbereiding: 4 porties

KROKANTE KOOLRAAPAARDAPPELEN ZIJN HEERLIJKGESERVEERD MET DE GEGRILDE KIP EN BIJBEHORENDE SAPPEN, MAAR ZE ZIJN NET ZO LEKKER ALS ZE ALLEEN GEMAAKT WORDEN EN GESERVEERD WORDEN MET PALEO-TOMATENSAUS (ZIERECEPT) OF OP BELGISCHE WIJZE GESERVEERD MET PALEO AIOLI (KNOFLOOKMAYONAISE, ZIERECEPT).

6 eetlepels olijfolie

1 eetlepel mediterrane kruiden (zierecept)

4 kippendijen zonder vel (in totaal ongeveer 1 ¼ pond)

4 kippendijen, zonder vel (ongeveer 1 pond totaal)

1 kopje droge witte wijn

1 kopje kippenbottenbouillon (zierecept) of kippenbouillon zonder toegevoegd zout

1 kleine ui, in vieren gesneden

Olijfolie

1½ tot 2 pond rutabagas

2 eetlepels gehakte verse bieslook

Zwarte peper

1. Verwarm de oven voor op 400 ° F. Meng in een kleine kom 1 eetlepel olijfolie en mediterrane kruiden; wrijf over stukjes kip. Verhit 2 eetlepels olie in een extra grote koekenpan. Voeg de stukken kip toe, met het vlees naar beneden. Kook, onafgedekt, ongeveer 5 minuten of tot ze goudbruin zijn. Haal de pan van het vuur. Draai de

stukken kip om, met de bruine kant naar boven. Voeg de wijn, kippenbottenbouillon en ui toe.

2. Plaats de pan in de oven op de middelste plank. Bak, onafgedekt, gedurende 10 minuten.

3. Vet ondertussen voor de frietjes een grote bakplaat licht in met olijfolie; opzij zetten. Schil de koolraap. Snijd de rutabagas met een scherp mes in plakjes van ½ inch. Snijd de plakjes in de lengte in reepjes van een halve centimeter. Gooi de rutabaga-reepjes in een grote kom met de resterende 3 eetlepels olie. Verdeel koolraapstroken in een enkele laag op de voorbereide bakplaat; plaats in de oven op de bovenste plank. Bak gedurende 15 minuten; Franse frietjes. Bak de kip nog eens 10 minuten of tot hij niet meer roze is (175°F). Haal de kip uit de oven. Bak de frietjes gedurende 5 tot 10 minuten of tot ze goudbruin en zacht zijn.

4. Haal de kip en ui uit de pan en bewaar de sappen. Dek kip en ui af om warm te houden. Breng de sappen aan de kook op middelhoog vuur; verminder hitte. Laat het nog ongeveer 5 minuten sudderen, onafgedekt, of tot de sappen iets verminderen.

5. Meng de frites met bieslook en breng op smaak met peper. Serveer de kip met kookvocht en frietjes.

TRIPELCHAMPIGNONCOQ AU VIN MET KOOLRAAPPUREE MET BIESLOOK

VOORBEREIDING:15 minuten koken: 1 uur 15 minuten voorbereiding: 4 tot 6 porties

ALS ER GRIND IN DE CONTAINER ZITNA HET WEKEN VAN DE GEDROOGDE PADDENSTOELEN, EN DAT ZAL WAARSCHIJNLIJK ZO ZIJN, ZEEF JE DE VLOEISTOF DOOR EEN DUBBELDIKKE KAASDOEK DIE IN EEN FIJNMAZIGE ZEEF IS GEPLAATST.

- 1 ounce gedroogde eekhoorntjesbrood of morieljes
- 1 kopje kokend water
- 2 tot 2½ pond kippendijen en drumsticks, vel verwijderd
- Zwarte peper
- 2 eetlepels olijfolie
- 2 middelgrote preien, in de lengte gehalveerd, gewassen en in dunne plakjes gesneden
- 2 portobello-champignons, in plakjes gesneden
- 8 ons verse oesterzwammen, geschild en in plakjes gesneden, of vers gesneden champignons
- ¼ kopje tomatenpuree zonder toegevoegd zout
- 1 theelepel gedroogde marjolein, gemalen
- ½ theelepel gedroogde tijm, gehakt
- ½ kopje droge rode wijn
- 6 kopjes kippenbottenbouillon (zie_recept_) of kippenbouillon zonder toegevoegd zout
- 2 laurierblaadjes
- 2 tot 2½ pond rutabagas, geschild en gehakt
- 2 eetlepels gehakte verse bieslook
- ½ theelepel zwarte peper
- Gehakte verse tijm (optioneel)

1. Meng eekhoorntjesbrood en kokend water in een kleine kom; laat het 15 minuten rusten. Verwijder de champignons en bewaar het weekvocht. Snijd de

champignons. Zet de champignons en het weekvocht opzij.

2. Bestrooi de kip met peper. Verhit 1 eetlepel olijfolie op middelhoog vuur in een extra grote koekenpan met een goed sluitend deksel. Kook de stukken kip, in twee porties, in hete olie gedurende ongeveer 15 minuten tot ze lichtbruin zijn en keer ze één keer. Haal de kip uit de pan. Voeg de prei, portobello-champignons en oesterzwammen toe. Kook gedurende 4 tot 5 minuten of tot de champignons bruin beginnen te worden, af en toe roeren. Voeg tomatenpuree, marjolein en tijm toe; kook en roer gedurende 1 minuut. Wijn toevoegen; kook en roer gedurende 1 minuut. Voeg 3 kopjes kippenbottenbouillon, laurierblaadjes, ½ kopje gereserveerde paddenstoelenweekvloeistof en gerehydrateerde gehakte champignons toe. Doe de kip terug in de pan. Aan de kook brengen; verminder hitte. Laat het afgedekt ongeveer 45 minuten sudderen, of tot de kip gaar is. Halverwege het koken één keer omdraaien.

3. Meng ondertussen de koolraap en de resterende 3 kopjes bouillon in een grote pan. Voeg indien nodig water toe zodat de koolraap net onderstaat. Aan de kook brengen; verminder hitte. Laat het onafgedekt 25 tot 30 minuten sudderen, of tot de rutabagas zacht zijn, af en toe roeren. Giet de rutabagas af en bewaar het vocht. Doe de rutabagas terug in de pan. Voeg de resterende eetlepel olijfolie, de lente-uitjes en de ½ theelepel peper toe. Pureer het koolraapmengsel met een aardappelstamper en voeg indien nodig kookvloeistof toe om de gewenste consistentie te bereiken.

4. Verwijder de laurierblaadjes uit het kippenmengsel; weggooien. Serveer kip en saus over gepureerde rutabagas. Indien gewenst bestrooien met verse tijm.

PERZIKBRANDEWIJN GEGLAZUURDE DIJEN

VOORBEREIDING: 30 minuten Grill: 40 minuten Bereiding: 4 porties

DEZE KIPPENDIJEN ZIJN PERFECTMET EEN KNAPPERIGE SALADE EN DE PITTIG GEBAKKEN ZOETE AARDAPPELFRIET UIT HET MET SPECERIJEN INGEWREVEN TUNESISCHE VARKENSSCHOUDERRECEPT (ZIE<u>RECEPT</u>). HIER AFGEBEELD MET KNAPPERIGE KOOLSLA MET RADIJS, MANGO EN MUNT (ZIE<u>RECEPT</u>).

PERZIK- EN COGNACGLAZUUR
1 eetlepel olijfolie

½ kopje gehakte ui

2 verse middelgrote perziken, gehalveerd, ontpit en in stukjes gesneden

2 eetlepels cognac

1 kopje barbecuesaus (zie<u>recept</u>)

8 kippendijen (in totaal 2 tot 2½ pond), indien gewenst zonder vel

1. Verhit voor het glazuur de olijfolie in een middelgrote pan op middelhoog vuur. Voeg ui toe; kook ongeveer 5 minuten of tot ze gaar zijn, af en toe roeren. Voeg perziken toe. Dek af en kook gedurende 4 tot 6 minuten of tot de perziken zacht zijn, af en toe roeren. Voeg cognac toe; kook, onafgedekt, gedurende 2 minuten, af en toe roerend. Een beetje afkoelen. Breng het perzikmengsel over in een blender of keukenmachine. Dek af en meng of verwerk tot een gladde massa. Voeg barbecuesaus toe. Dek af en meng of verwerk tot een gladde massa. Doe de saus terug in de pan. Kook op middelhoog vuur tot het gaar is. Doe ¾ kopje saus in een kleine kom om de kip te bedruipen.

Houd de resterende saus warm om te serveren bij gegrilde kip.

2. Plaats bij een houtskoolgrill middelmatig hete kolen rond een lekbak. Probeer het op middelhoog vuur boven de lekbak. Plaats de kippendijen op het grillrooster boven de lekbak. Dek af en braad gedurende 40 tot 50 minuten of tot de kip niet meer roze is (70°C), halverwege het braden een keer omdraaien en bestrijken met ¾ kopje perzik-cognacglazuur gedurende de laatste 5 tot 10 minuten van het braden. (Voor een gasgrill: verwarm de grill voor. Zet het vuur middelhoog. Pas het vuur aan voor indirect koken. Voeg kippendijen toe aan het grillrooster zonder oververhitting. Dek af en gril zoals aangegeven.) .

CHILI GEMARINEERDE KIP MET MELOEN-MANGOSALADE

VOORBEREIDING: 40 minuten afkoelen/marineren: 2 tot 4 uur grillen: 50 minuten bereiden: 6 tot 8 porties

EEN ANCHO CHILI IS EEN GEDROOGDE POBLANO—EEN HELDERE, INTENS GROENE CHILI MET EEN INTENS FRISSE SMAAK. ANCHO-CHILIPEPERS HEBBEN EEN LICHT FRUITIGE SMAAK MET EEN VLEUGJE PRUIM OF ROZIJN EN EEN VLEUGJE BITTERHEID. CHILIPEPERS UIT NEW MEXICO KUNNEN MATIG HEET ZIJN. DIT ZIJN DE DIEPRODE CHILIPEPERS DIE JE VASTGEBONDEN EN IN TOUWTJES ZIET HANGEN, KLEURRIJKE ARRANGEMENTEN VAN GEDROOGDE CHILIPEPERS, IN DELEN VAN HET ZUIDWESTEN.

KIP

- 2 gedroogde New Mexico-chilipepers
- 2 gedroogde ancho chilipepers
- 1 kopje kokend water
- 3 eetlepels olijfolie
- 1 grote zoete ui, geschild en in dikke plakjes gesneden
- 4 romatomaten, ontpit
- 1 eetlepel gehakte knoflook (6 teentjes)
- 2 theelepels gemalen komijn
- 1 theelepel gedroogde oregano, gehakt
- 16 kippendijen

SALADE

- 2 kopjes meloen in blokjes gesneden
- 2 kopjes in blokjes gesneden melasse
- 2 kopjes gehakte mango
- ¼ kopje vers citroensap

1 theelepel chilipoeder

½ theelepel gemalen komijn

¼ kopje gehakte verse koriander

1. Verwijder voor de kip de stengels en zaden van de gedroogde New Mexico en ancho chilipepers. Verhit een grote koekenpan op middelhoog vuur. Grill de chili in de koekenpan gedurende 1 tot 2 minuten of tot hij geurig en licht geroosterd is. Doe de geroosterde chilipepers in een kleine kom; Voeg kokend water toe aan de kom. Laat minimaal 10 minuten zitten of tot het klaar is voor gebruik.

2. Verwarm de grill voor. Bekleed een bakplaat met aluminiumfolie; Bestrijk 1 eetlepel olijfolie op aluminiumfolie. Doe de plakjes ui en tomaten in de pan. Rooster ongeveer 10 cm van het vuur gedurende 6 tot 8 minuten of tot ze zacht en verkoold zijn. Giet de chilipepers af en bewaar het water.

3. Meng voor de marinade de chili, ui, tomaten, knoflook, komijn en oregano in een blender of keukenmachine. Dek af en meng of verwerk tot een gladde massa, voeg indien nodig water toe om de gewenste puree en consistentie te verkrijgen.

4. Doe de kip in een grote hersluitbare plastic zak op een ondiep bord. Giet de marinade over de kip in de zak en draai de zak zodat deze gelijkmatig bedekt is. Laat het 2 tot 4 uur in de koelkast marineren, waarbij u de zak af en toe omdraait.

5. Meng voor de salade de meloen, honingmeloen, mango, limoensap, de resterende 2 eetlepels olijfolie, chilipoeder,

komijn en koriander in een extra grote kom. Gooi om te coaten. Dek af en zet 1 tot 4 uur in de koelkast.

6. Plaats bij een houtskoolgrill middelmatig hete kolen rond een lekbak. Probeer middelhoog vuur boven de pan. Giet de kip af en bewaar de marinade. Plaats de kip op het grillrooster boven de lekbak. Bestrijk de kip royaal met een deel van de achtergehouden marinade (gooi eventuele extra marinade weg). Dek af en braad gedurende 50 minuten, of tot de kip niet meer roze is (70°C), en draai hem halverwege het braden een keer om. (Voor een gasgrill: verwarm de grill voor. Zet het vuur laag. Pas het aan voor indirect koken. Ga te werk zoals aangegeven en plaats de kip op de brander die is uitgeschakeld.) Serveer kippendijen met salade.

TANDOORI-STIJL KIPPENPOTEN MET KOMKOMMERRAITA

VOORBEREIDING: 20 minuten Marineren: 2 tot 24 uur Grill: 25 minuten Bereiden: 4 porties

DE RAITA IS GEMAAKT MET CASHEWNOTENROOM, CITROENSAP, MUNT, KORIANDER EN KOMKOMMER. BIEDT EEN VERFRISSEND CONTRAPUNT VOOR HETE EN PITTIGE KIP.

KIP

- 1 ui, in dunne plakjes gesneden
- 1 stuk verse gember van 2 inch, geschild en in vieren gesneden
- 4 teentjes knoflook
- 3 eetlepels olijfolie
- 2 eetlepels vers citroensap
- 1 theelepel gemalen komijn
- 1 theelepel gemalen kurkuma
- ½ theelepel gemalen piment
- ½ theelepel gemalen kaneel
- ½ theelepel zwarte peper
- ¼ theelepel cayennepeper
- 8 kippendijen

KOMKOMMER RAITA

- 1 kopje cashewroom (zie recept)
- 1 eetlepel vers citroensap
- 1 eetlepel gehakte verse munt
- 1 eetlepel gehakte verse koriander
- ½ theelepel gemalen komijn
- ⅛ theelepel zwarte peper
- 1 middelgrote komkommer, geschild, ontpit en in blokjes gesneden (1 kopje)
- Schijfjes citroen

1. Meng ui, gember, knoflook, olijfolie, citroensap, komijn, kurkuma, piment, kaneel, zwarte peper en cayennepeper in een blender of keukenmachine. Dek af en meng of verwerk tot een gladde massa.

2. Prik met de punt van een schilmesje vier of vijf keer in elke dij. Doe de drumsticks in een grote hersluitbare plastic zak in een grote kom. Voeg het uienmengsel toe; Draai om te coaten. Marineer in de koelkast gedurende 2 tot 24 uur, waarbij u de zak af en toe omdraait.

3. Verwarm de grill voor. Haal de kip uit de marinade. Veeg overtollige marinade van de dijen met keukenpapier. Plaats de kippendijen op het rooster van een onverwarmde braadpan of met folie beklede bakplaat. Grill 15 minuten op 15 tot 20 centimeter afstand van de warmtebron. Draai de drumstokken om; bak ongeveer 10 minuten of tot de kip niet langer roze is (175 ° F).

4. Meng voor de raita de cashewroom, limoensap, munt, koriander, komijn en zwarte peper in een middelgrote kom. Voeg voorzichtig de komkommer toe.

5. Serveer kip met raita en partjes citroen.

KIPSTOOFPOT MET CURRY, WORTELGROENTEN, ASPERGES EN GROENE APPEL-MUNTSAUS

VOORBEREIDING:30 minuten koken: 35 minuten rusten: 5 minuten voorbereiding: 4 porties

- 2 eetlepels geraffineerde kokosolie of olijfolie
- 2 pond kipfilets met bot, indien gewenst zonder vel
- 1 kopje gehakte ui
- 2 eetlepels geraspte verse gember
- 2 eetlepels gehakte knoflook
- 2 eetlepels ongezouten kerriepoeder
- 2 eetlepels gehakte jalapeno met zaden (zie aanwijzing)
- 4 kopjes kippenbottenbouillon (zie recept) of kippenbouillon zonder toegevoegd zout
- 2 middelgrote zoete aardappelen (ongeveer 1 pond), geschild en gehakt
- 2 middelgrote rapen (ongeveer 6 ons), geschild en gehakt
- 1 kopje ontpitte gehakte tomaat
- 8 ons asperges, bijgesneden en in stukjes van 1 inch gesneden
- 1 blikje gewone kokosmelk van 13,5 ounce (zoals Nature's Way)
- ½ kopje gehakte verse koriander
- Appelmuntrelish (zie recept, onderstaand)
- Schijfjes citroen

1. Verhit olie op middelhoog vuur in een Nederlandse oven van 6 liter. Bak de kip in porties in hete olie, gelijkmatig bruin, ongeveer 10 minuten. Leg de kip op een bord; opzij zetten.

2. Zet het vuur middelhoog. Voeg de ui, gember, knoflook, kerriepoeder en jalapeno toe aan de pot. Kook en roer gedurende 5 minuten of tot de ui zacht is. Voeg kippenbottenbouillon, zoete aardappel, raap en tomaat

toe. Doe de stukken kip terug in de pan en plaats de kip in zoveel mogelijk vloeistof. Zet het vuur middelhoog. Dek af en laat 30 minuten sudderen, of tot de kip niet meer roze is en de groenten gaar zijn. Voeg de asperges, kokosmelk en koriander toe. Ga weg van de hitte. Laat gedurende 5 minuten staan. Snijd de kip indien nodig van de botten om deze gelijkmatig over de serveerschalen te verdelen. Serveer met appel-muntsaus en partjes limoen.

Appelmenthol: Maal in een keukenmachine ½ kopje ongezoete kokosnootvlokken tot poeder. Voeg 1 kopje verse korianderblaadjes toe en stoom; 1 kopje verse muntblaadjes; 1 Granny Smith-appel, ontpit en gehakt; 2 theelepels gehakte jalapeno met zaden (zie<u>aanwijzing</u>); en 1 eetlepel vers citroensap. Pulseer tot het fijngemalen is.

PAILLARDSALADE MET GEROOSTERDE KIP, FRAMBOZEN, RODE BIET EN GEROOSTERDE AMANDELEN

VOORBEREIDING: 30 minuten Grill: 45 minuten Marineren: 15 minuten Grill: 8 minuten
Bereiden: voor 4 personen

½ kopje hele amandelen

1½ theelepel olijfolie

1 middelgrote biet

1 middelgrote gouden biet

2 kippenborsthelften zonder botten, zonder vel, 6 tot 8 ons

2 kopjes verse of bevroren frambozen, ontdooid

3 eetlepels witte of rode wijnazijn

2 eetlepels gehakte verse dragon

1 eetlepel gehakte sjalot

1 theelepel Dijon-mosterd (zie recept)

¼ kopje olijfolie

Zwarte peper

8 kopjes lentemixsla

1. Verwarm voor de amandelen de oven voor op 400 ° F. Verdeel de amandelen op een kleine bakplaat en giet er ½ theelepel olijfolie in. Bak ongeveer 5 minuten of tot het geurig en goudbruin is. Laten afkoelen. (Amandelen kunnen 2 dagen van tevoren worden geroosterd en in een luchtdichte verpakking worden bewaard.)

2. Leg voor de bieten elke biet op een klein stukje folie en besprenkel ze met ½ theelepel olijfolie. Wikkel de aluminiumfolie losjes om de biet en leg deze op een bakplaat of bakplaat. Rooster de bieten in de oven op 400°F gedurende 40 tot 50 minuten of tot ze gaar zijn als je er met een mes in prikt. Haal het uit de oven en laat het

rusten tot het voldoende koel is om te hanteren. Verwijder de schil met een keukenmes. Snij de bieten in partjes en zet apart. (Vermijd het mengen van de bieten om te voorkomen dat de rode bieten de gouden bieten bevlekken. De bieten kunnen 1 dag van tevoren worden geroosterd en in de koelkast worden bewaard. Breng ze vóór het serveren op kamertemperatuur.)

3. Snijd voor de kip elke kipfilet horizontaal doormidden. Leg elk stuk kip tussen twee stukken plasticfolie. Gebruik een vleeshamer en sla lichtjes tot een dikte van ongeveer ¾ inch. Doe de kip in een ondiepe kom en zet opzij.

4. Pureer voor de vinaigrette ¾ kopje frambozen voorzichtig in een grote kom met een garde (bewaar de resterende frambozen voor de salade). Voeg azijn, dragon, sjalot en Dijon-mosterd toe; kloppen om te mixen. Voeg ¼ kopje olijfolie toe in een dunne stroom en klop om goed te mengen. Giet ½ kopje vinaigrette over de kip; draai de kip om (bewaar de resterende vinaigrette voor de salade). Marineer de kip bij kamertemperatuur gedurende 15 minuten. Haal de kip uit de marinade en bestrooi met peper; Gooi de resterende marinade op het bord weg.

5. Voor een houtskool- of gasgrill plaats je de kip direct op een grill op middelhoog vuur. Dek af en braad gedurende 8 tot 10 minuten, of tot de kip niet meer roze is, en draai hem halverwege het braden een keer om. (Kip kan ook in een grillpan worden bereid.)

6. Gooi sla, bieten en resterende 1¼ kopje frambozen in een grote kom. Giet de gereserveerde vinaigrette over de salade; gooi lichtjes om te coaten. Verdeel de salade over

vier serveerborden; Beleg elk met een gegrilde kipfilet. Hak de geroosterde amandelen grof en strooi ze erover. Serveer onmiddellijk.

KIPPENBORSTEN GEVULD MET BROCCOLI EN RABE MET VERSE TOMATENSAUS EN CAESARSALADE

VOORBEREIDING: 40 minuten koken: 25 minuten voorbereiding: 6 porties

3 eetlepels olijfolie

2 theelepels gehakte knoflook

¼ theelepel gemalen rode peper

1 pond broccoli rabe, bijgesneden en gehakt

½ kopje ongezwavelde gouden rozijnen

½ kopje water

4 kippenborsthelften zonder botten, zonder vel, 5 tot 6 ons

1 kopje gehakte ui

3 kopjes gehakte tomaten

¼ kopje gehakte verse basilicum

2 theelepels rode wijnazijn

3 eetlepels vers citroensap

2 eetlepels Paleo Mayo (zie recept)

2 theelepels Dijon-mosterd (zie recept)

1 theelepel gehakte knoflook

½ theelepel zwarte peper

¼ kopje olijfolie

10 kopjes gehakte Romeinse sla

1. Verhit 1 eetlepel olijfolie in een grote koekenpan op middelhoog vuur. Voeg knoflook en gemalen rode peper toe; kook en roer gedurende 30 seconden of tot het geurig is. Voeg de gehakte broccoli rabe, rozijnen en ½ kopje water toe. Dek af en kook ongeveer 8 minuten of tot de broccoli verwelkt en zacht is. Verwijder het deksel van de pan; Laat overtollig water verdampen. Opzij zetten.

2. Snijd voor de broodjes elke kipfilet in de lengte doormidden; plaats elk stuk tussen twee stukken plasticfolie. Gebruik de platte kant van een vleeshamer en sla de kip lichtjes tot hij ongeveer ¼ inch dik is. Plaats voor elke rol ongeveer ¼ kopje van het broccoli-raapmengsel op een van de korte uiteinden; rol, zijwaarts vouwend om de vulling volledig te omsluiten. (Broodjes kunnen maximaal 1 dag van tevoren worden gemaakt en in de koelkast worden bewaard totdat ze klaar zijn om te koken.)

3. Verhit 1 eetlepel olijfolie in een grote koekenpan op middelhoog vuur. Voeg de roscón toe, met de naad naar beneden. Kook ongeveer 8 minuten of tot ze aan alle kanten goudbruin zijn, draai twee of drie keer tijdens het koken. Breng de rollen over naar een bord.

4. Verhit voor de saus 1 eetlepel van de resterende olijfolie in de koekenpan op middelhoog vuur. Voeg ui toe; kook ongeveer 5 minuten of tot ze doorschijnend zijn. Voeg de tomaten en basilicum toe. Leg de rol bovenop de saus in de pan. Breng aan de kook op middelhoog vuur; verminder hitte. Dek af en laat ongeveer 5 minuten sudderen, of totdat de tomaten beginnen af te breken maar nog steeds hun vorm behouden en de broodjes doorverwarmd zijn.

5. Meng voor de dressing het citroensap, Paleo Mayo, Dijonmosterd, knoflook en zwarte peper in een kleine kom. Besprenkel met ¼ kopje olijfolie, klop tot geëmulgeerd. Meng de dressing in een grote kom met gehakte snijsla. Verdeel de snijsla over zes serveerborden. Snijd de roscón

in plakjes en leg deze op de Romeinse sla; besprenkeld met tomatensaus.

WRAPS MET GEGRILDE KIPSHOARMA MET GEKRUIDE GROENTEN EN PIJNBOOMPITTENSAUS

VOORBEREIDING: 20 minuten Marineren: 30 minuten Grill: 10 minuten Bereiden: 8 wraps (4 porties)

1½ pond kipfilethelften zonder botten, zonder vel, in stukjes van 2 inch gesneden
5 eetlepels olijfolie
2 eetlepels vers citroensap
1¾ theelepel gemalen komijn
1 theelepel gehakte knoflook
1 theelepel paprikapoeder
½ theelepel kerriepoeder
½ theelepel gemalen kaneel
¼ theelepel cayennepeper
1 middelgrote courgette, gehalveerd
1 kleine aubergine in plakjes van ½ inch gesneden
1 grote gele paprika, gehalveerd en zonder zaadjes
1 middelgrote rode ui, in vieren gesneden
8 kerstomaatjes
8 grote blaadjes botersla
Geroosterde Pijnboompittensaus (zie recept)
Schijfjes citroen

1. Meng voor de marinade in een kleine kom 3 eetlepels olijfolie, citroensap, 1 theelepel komijn, knoflook, ½ theelepel paprikapoeder, kerriepoeder, ¼ theelepel kaneel en rode peper. Plaats de stukken kip in een grote hersluitbare plastic zak op een ondiep bord. Giet de marinade over de kip. verzegelde zak; draai de zak in de jas. Laat 30 minuten in de koelkast marineren, waarbij u de zak af en toe omdraait.

2. Haal de kip uit de marinade; gooi de marinade weg. Rijg de kip aan vier lange spiesen.

3. Leg de courgette, aubergine, paprika en ui op een bakplaat. Besprenkel met 2 eetlepels olijfolie. Bestrooi met de resterende ¾ theelepel komijn, de resterende ½ theelepel paprikapoeder en de resterende ¼ theelepel kaneel; wrijf lichtjes over de groenten. Rijg de tomaten aan twee spiesjes.

3. Voor een houtskool- of gasgrill plaats je de kip- en tomatenspiesjes en de groenten op een grill op middelhoog vuur. Dek af en gril tot de kip niet meer roze is en de groenten licht verkoold en knapperig mals zijn. Draai ze één keer om. Wacht 10 tot 12 minuten voor kip, 8 tot 10 minuten voor groenten en 4 minuten voor tomaten.

4. Haal de kip van de spiesjes. Snijd de kip en snijd de courgette, aubergine en paprika in kleine stukjes. Haal de tomaten van de spiesjes (niet hakken). Schik de kip en groenten op een bord. Om te serveren, plaats je een deel van de kip en groenten op een slablad; besprenkeld met geroosterde pijnboompittensaus. Serveer met schijfjes citroen.

GEBAKKEN KIPPENBORSTEN MET CHAMPIGNONS, KNOFLOOKGEHAKTE BLOEMKOOL EN GEROOSTERDE ASPERGES

BEGIN TOT EIND:50 minuten opbrengst: 4 porties

- 4 kippenborsthelften met been, 10 tot 12 ons, zonder vel
- 3 kopjes kleine witte champignons
- 1 kop dun gesneden prei of gele ui
- 2 kopjes kippenbottenbouillon (zie[recept](#)) of kippenbouillon zonder toegevoegd zout
- 1 kopje droge witte wijn
- 1 grote bos verse tijm
- Zwarte peper
- Witte wijnazijn (optioneel)
- 1 bloemkool, in roosjes verdeeld
- 12 teentjes knoflook, gepeld
- 2 eetlepels olijfolie
- Witte of rode peper
- 1 pond asperges, bijgesneden
- 2 theelepels olijfolie

1. Verwarm de oven voor op 400 ° F. Plaats de kipfilets in een rechthoekige ovenschaal van 3 liter; belegd met champignons en prei. Giet de kippenbottenbouillon en wijn over de kip en groenten. Strooi de tijm erover en bestrooi met zwarte peper. Bedek het bord met aluminiumfolie.

2. Bak gedurende 35 tot 40 minuten of totdat een direct afleesbare thermometer in de kip een temperatuur van 170 ° F aangeeft. Verwijder de takjes tijm en gooi ze weg.

Breng het kookvocht indien gewenst op smaak met een scheutje azijn voordat u het serveert.

2. Kook ondertussen de bloemkool en de knoflook in voldoende kokend water in een grote pan, afgedekt, gedurende ongeveer 10 minuten, of tot ze heel zacht zijn. Giet de bloemkool en knoflook af en bewaar 2 eetlepels kookvocht. Doe de bloemkool en het gereserveerde kookvocht in een keukenmachine of grote mengkom. Verwerk tot een gladde massa* of pureer met een aardappelstamper; Voeg 2 eetlepels olijfolie toe en breng op smaak met witte peper. Houd warm tot klaar om te serveren.

3. Schik de asperges in een enkele laag op een bakplaat. Besprenkel met 2 theelepels olijfolie en schep om. Bestrooi met zwarte peper. Roer één keer in een oven van 400 ° F gedurende ongeveer 8 minuten of tot ze knapperig gaar zijn.

4. Verdeel de bloemkoolpuree over zes serveerborden. Beleg met kip, champignons en prei. Besprenkel met een deel van de stoofvloeistof; geserveerd met geroosterde asperges.

*Opmerking: Als u een keukenmachine gebruikt, zorg er dan voor dat u de bloemkool niet te veel verwerkt, anders wordt de bloemkool te dun.

KIPPENSOEP OP THAISE WIJZE

VOORBEREIDING:30 minuten invriezen: 20 minuten koken: 50 minuten voorbereiding: 4 tot 6 porties

TAMARINDE IS EEN ZURE EN MUSKUSACHTIGE VRUCHT.GEBRUIKT IN DE INDIASE, THAISE EN MEXICAANSE KEUKEN. VEEL COMMERCIEEL BEREIDE TAMARINDEPASTA'S BEVATTEN SUIKER; ZORG ERVOOR DAT U ER EEN KOOPT DIE DEZE NIET BEVAT. KAFFIR-LIMOENBLAADJES ZIJN VERS, BEVROREN EN GEDROOGD VERKRIJGBAAR OP DE MEESTE AZIATISCHE MARKTEN. ALS JE HET NIET KUNT VINDEN, VERVANG DAN DE BLADEREN IN DIT RECEPT DOOR 1½ THEELEPEL FIJNGEHAKTE LIMOENSCHIL.

- 2 stengels citroengras, bijgesneden
- 2 eetlepels ongeraffineerde kokosolie
- ½ kopje dunne plakjes
- 3 grote teentjes knoflook, in dunne plakjes gesneden
- 8 kopjes kippenbottenbouillon (zie recept) of kippenbouillon zonder toegevoegd zout
- ¼ kopje tamarindepasta zonder toegevoegde suiker (zoals het merk Tamicon)
- 2 eetlepels norivlokken
- 3 verse Thaise chilipepers, in dunne plakjes gesneden met de zaadjes intact (zie aanwijzing)
- 3 kaffirlimoenblaadjes
- 1 stuk gember van 3 inch, in dunne plakjes gesneden
- 4 kippenborsthelften zonder botten, zonder vel, 6 ons
- 1 14,5-ounce kan in het vuur geroosterde tomatenblokjes zonder toegevoegd zout, ongedraineerd
- 6 ons dunne asperges, bijgesneden en diagonaal in dunne plakjes van ½ inch gesneden
- ½ kopje verpakte Thaise basilicumblaadjes (zie opmerking)

1. Gebruik de achterkant van een mes en druk stevig op de stengels van het citroengras. Verpletter gekneusde stengels.

2. Verhit kokosolie op middelhoog vuur in een Nederlandse oven. Voeg citroengras en courgette toe; kook gedurende 8 tot 10 minuten, onder regelmatig roeren. Voeg knoflook toe; kook en roer gedurende 2 tot 3 minuten of tot het zeer geurig is.

3. Voeg de kippenbottenbouillon, tamarindepasta, norivlokken, chilipepers, limoenblaadjes en gember toe. Aan de kook brengen; verminder hitte. Dek af en laat 40 minuten sudderen.

4. Vries ondertussen de kip gedurende 20 tot 30 minuten in, of tot hij stevig is. Snij de kip in dunne plakjes.

5. Zeef de soep door een fijnmazige zeef in een grote pan en druk met de achterkant van een grote lepel aan om de smaken eruit te halen. Gooi vaste stoffen weg. Breng soep aan de kook. Voeg de kip, ongedraineerde tomaten, asperges en basilicum toe. Verminder hitte; Laat sudderen, onafgedekt, gedurende 2 tot 3 minuten of tot de kip gaar is. Serveer onmiddellijk.

CITROEN-SALIE GEROOSTERDE KIP MET ESCAROLE

VOORBEREIDING: 15 minuten Grill: 55 minuten Rust: 5 minuten Bereiding: 4 porties

CITROENSCHIJFJES EN SALIEBLADHET ZIT ONDER DE HUID VAN DE KIP, WAARDOOR HET VLEES TIJDENS HET KOKEN SMAAK KRIJGT EN EEN OPVALLEND PATROON ONTSTAAT ONDER DE KNAPPERIGE, DOFFE SCHIL NADAT HET UIT DE OVEN KOMT.

- 4 kipfilets met botten (met vel)
- 1 citroen, heel dun gesneden
- 4 grote salieblaadjes
- 2 theelepels olijfolie
- 2 theelepels mediterrane kruiden (zie recept)
- ½ theelepel zwarte peper
- 2 eetlepels extra vergine olijfolie
- 2 sjalotten, gesneden
- 2 teentjes knoflook, fijngehakt
- 4 kroppen escarole, in de lengte doormidden gesneden

1. Verwarm de oven voor op 400 ° F. Maak met een schilmesje voorzichtig de huid van elke borsthelft los en laat deze aan één kant vastzitten. Leg 2 schijfjes citroen en 1 salieblad over het vlees van elke borst. Trek de huid voorzichtig terug op zijn plaats en druk zachtjes om hem vast te zetten.

2. Leg de kip in een ondiepe braadpan. Bestrijk de kip met 2 theelepels olijfolie; bestrooi met mediterrane kruiden en ¼ theelepel peper. Rooster, onafgedekt, ongeveer 55 minuten of tot de schil goudbruin en knapperig is en een direct afleesbare thermometer in de kip een temperatuur

van 170 ° F aangeeft. Laat de kip 10 minuten rusten voordat je hem serveert.

3. Verhit ondertussen in een grote koekenpan de 2 eetlepels olijfolie op middelhoog vuur. Voeg sjalotten toe; kook ongeveer 2 minuten of tot ze doorschijnend zijn. Bestrooi de escarole met de resterende ¼ theelepel peper. Voeg knoflook toe aan de pan. Leg de escarole in de pan, met de zijkanten naar beneden. Kook ongeveer 5 minuten of tot ze goudbruin zijn. Draai de andijvie voorzichtig om; kook nog 2 tot 3 minuten of tot ze gaar zijn. Serveer met kip.

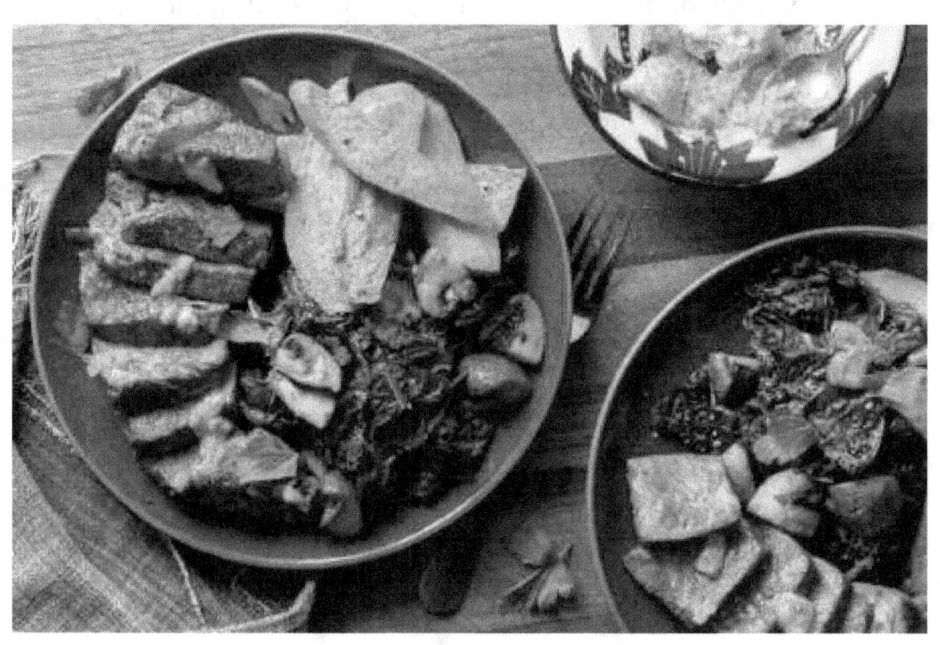

KIP MET BIESLOOK, WATERKERS EN RADIJSJES

VOORBEREIDING:20 minuten koken: 8 minuten bakken: 30 minuten voorbereiding: 4 porties

HOEWEL HET MISSCHIEN VREEMD KLINKT OM RADIJSJES TE KOKEN,ZE WORDEN HIER NAUWELIJKS GEKOOKT, NET GENOEG OM HUN PITTIGE BITE TE VERZACHTEN EN EEN BEETJE TE VERZACHTEN.

- 3 eetlepels olijfolie
- 4 kippenborsthelften van 10 tot 12 ounce (met vel)
- 1 eetlepel citroenkruidkruiden (zierecept)
- ¾ kopje gesneden bieslook
- 6 radijsjes, in dunne plakjes gesneden
- ¼ theelepel zwarte peper
- ½ kopje droge witte vermout of droge witte wijn
- ⅓ kopje cashewroom (zierecept)
- 1 bos waterlelies, stengels verwijderd, grof gesneden
- 1 eetlepel gehakte verse dille

1. Verwarm de oven voor op 350 ° F. Verhit olijfolie op middelhoog vuur in een grote koekenpan. Dep de kip droog met keukenpapier. Kook de kip met de velkant naar beneden, 4 tot 5 minuten of tot de huid goudbruin en knapperig is. Draai de kip; kook ongeveer 4 minuten of tot ze goudbruin zijn. Leg de kip met het vel naar boven in een ondiepe ovenschaal. Bestrooi de kip met de citroenkruidkruiden. Bak ongeveer 30 minuten of totdat een direct afleesbare thermometer in de kip 170 ° F registreert.

2. Giet ondertussen alles behalve 1 eetlepel vet uit de pan; zet de koekenpan terug op het vuur. Voeg stengel en radijs toe; kook ongeveer 3 minuten of tot de stengels verwelken. Bestrooi met peper. Voeg de vermouth toe en roer om eventuele bruine stukjes weg te schrapen. Aan de kook brengen; Kook tot het ingedikt en iets ingedikt is. Voeg cashewroom toe; aan de kook brengen. Haal de koekenpan van het vuur; voeg waterkers en dille toe, roer voorzichtig tot de waterkers verwelkt. Voeg eventuele kippensappen toe die zich in de ovenschaal hebben verzameld.

3. Verdeel het stengelmengsel over vier serveerborden; Bestrijk met kip.

KIP TIKKA MASALA

VOORBEREIDING: 30 minuten Marineren: 4 tot 6 uur Koken: 15 minuten Grillen: 8 minuten Maken: 4 porties

HET IS GEÏNSPIREERD OP EEN ZEER POPULAIR INDIAAS GERECHT. DIE MISSCHIEN HELEMAAL NIET IN INDIA IS GEMAAKT, MAAR IN EEN INDIAAS RESTAURANT IN GROOT-BRITTANNIË. BIJ TRADITIONELE KIP TIKKA MASALA WORDT KIP IN YOGHURT GEMARINEERD EN VERVOLGENS GEKOOKT IN EEN PITTIGE TOMATENSAUS, BESPRENKELD MET ROOM. ZONDER ENIGE ZUIVEL DIE DE SMAAK VAN DE SAUS OVERHEERST, HEEFT DEZE VERSIE EEN BIJZONDER ZUIVERE SMAAK. IN PLAATS VAN RIJST WORDT HET GESERVEERD MET KNAPPERIGE COURGETTENOEDELS.

- 1½ pond kippendijen zonder botten, zonder vel of helften van de kipfilet
- ¾ kopje gewone kokosmelk (zoals Nature's Way)
- 6 teentjes knoflook, fijngehakt
- 1 eetlepel geraspte verse gember
- 1 theelepel gemalen koriander
- 1 theelepel paprikapoeder
- 1 theelepel gemalen komijn
- ¼ theelepel gemalen kardemom
- 4 eetlepels geraffineerde kokosolie
- 1 kopje gehakte wortels
- 1 bleekselderij in dunne plakjes gesneden
- ½ kopje gehakte ui
- 2 jalapeno- of serranochilipepers, ontpit (indien gewenst) en fijngehakt (zie aanwijzing)
- 1 14,5-ounce kan in het vuur geroosterde tomatenblokjes zonder toegevoegd zout, ongedraineerd
- 1 8-ounce blikje tomatensaus zonder zout
- 1 theelepel garam masala zonder toegevoegd zout

3 middelgrote courgettes

½ theelepel zwarte peper

verse korianderblaadjes

1. Als u kippendijen gebruikt, snijdt u elke dij in drie stukken. Als u kipfilethelften gebruikt, snijdt u elke borsthelft in stukken van 2 inch en snijdt u dikke delen horizontaal doormidden om ze uit te dunnen. Plaats de kip in een grote hersluitbare plastic zak; opzij zetten. Meng voor de marinade in een kleine kom ½ kopje kokosmelk, knoflook, gember, koriander, paprika, komijn en kardemom. Giet de marinade over de kip in zakken. Sluit de zak en draai hem zodat de kip bedekt is. Plaats de zak in een middelgrote kom; Laat 4 tot 6 uur in de koelkast marineren, waarbij u de zak af en toe omdraait.

2. Verwarm de grill voor. Verhit 2 eetlepels kokosolie op middelhoog vuur in een grote koekenpan. Voeg wortels, selderij en ui toe; kook 6 tot 8 minuten of tot de groenten gaar zijn, af en toe roeren. Voeg jalapenos toe; kook en roer nog 1 minuut. Voeg de ongedraineerde tomaten en tomatensaus toe. Aan de kook brengen; verminder hitte. Laat het onafgedekt ongeveer 5 minuten sudderen, of tot de saus iets dikker wordt.

3. Giet de kip af en gooi de marinade weg. Leg de stukken kip in een enkele laag op het onverwarmde rooster van een braadpan. Grill 15 tot 15 cm van het vuur gedurende 8 tot 10 minuten of tot de kip niet meer roze is en draai hem halverwege het braden een keer om. Voeg de gekookte stukjes kip en de resterende ¼ kopje kokosmelk toe aan het tomatenmengsel in de pan. Kook gedurende 1 tot 2

minuten of tot het gaar is. Ga uit het vuur; voeg de garam masala toe.

4. Snijd de uiteinden van de courgette. Snijd de courgette met een juliennesnijder in lange, dunne reepjes. Verhit de resterende 2 eetlepels kokosolie in een extra grote koekenpan op middelhoog vuur. Voeg de courgettereepjes en zwarte peper toe. Kook en roer gedurende 2 tot 3 minuten of tot de courgette knapperig gaar is.

5. Verdeel de courgette over vier serveerborden. Bestrijk met het kippenmengsel. Versier met korianderblaadjes.

RAS EL HANOUT KIPPENDIJEN

VOORBEREIDING: 20 minuten koken: 40 minuten voorbereiding: 4 porties

RAS EL HANOUT IS EEN COMPLEXEN EXOTISCHE MIX VAN MAROKKAANSE KRUIDEN. DE UITDRUKKING BETEKENT 'HOOFD VAN DE WINKEL' IN HET ARABISCH, WAT IMPLICEERT DAT HET EEN UNIEKE MIX IS VAN DE BESTE KRUIDEN DIE DOOR DE KRUIDENVERKOPER WORDEN AANGEBODEN. ER BESTAAT GEEN VAST RECEPT VOOR RAS EL HANOUT, MAAR HET BEVAT VAAK EEN MENGSEL VAN GEMBER, ANIJS, KANEEL, NOOTMUSKAAT, PEPERKORRELS, KRUIDNAGEL, KARDEMOM, GEDROOGDE BLOEMEN (ZOALS LAVENDEL EN ROOS), NIGELLA, FOELIE, LAOS EN KURKUMA..

- 1 eetlepel gemalen komijn
- 2 theelepels gemalen gember
- 1½ theelepel zwarte peper
- 1½ theelepel gemalen kaneel
- 1 theelepel gemalen koriander
- 1 theelepel cayennepeper
- 1 theelepel gemalen piment
- ½ theelepel gemalen kruidnagel
- ¼ theelepel gemalen nootmuskaat
- 1 theelepel saffraandraadjes (optioneel)
- 4 eetlepels ongeraffineerde kokosolie
- 8 kippendijen met bot
- 1 8-ounce pakket verse champignons, in plakjes gesneden
- 1 kopje gehakte ui
- 1 kop gehakte rode, gele of groene paprika (1 grote)
- 4 Roma-tomaten, zonder klokhuis, ontpit en in stukjes gesneden
- 4 teentjes knoflook, fijngehakt
- 2 blikjes gewone kokosmelk van 13,5 ounce (zoals Nature's Way)

3 tot 4 eetlepels vers citroensap

¼ kopje fijngehakte verse koriander

1. Meng voor de ras el hanout in een middelgrote vijzel of kleine kom komijn, gember, zwarte peper, kaneel, koriander, cayennepeper, piment, kruidnagel, walnoot en, indien gewenst, saffraan. Maal met een vijzel of roer met een lepel om goed te mengen. Opzij zetten.

2. Verhit 2 eetlepels kokosolie op middelhoog vuur in een extra grote koekenpan. Bestrooi de kippendijen met 1 eetlepel ras el hanout. Voeg kip toe aan de koekenpan; kook gedurende 5 tot 6 minuten of tot ze goudbruin zijn en draai halverwege het koken een keer. Haal de kip uit de koekenpan; blijf warm

3. Verhit de resterende 2 eetlepels kokosolie in dezelfde koekenpan op middelhoog vuur. Voeg champignons, ui, paprika, tomaten en knoflook toe. Kook en roer ongeveer 5 minuten of tot de groenten zacht zijn. Voeg kokosmelk, limoensap en 1 eetlepel ras el hanout toe. Doe de kip terug in de pan. Aan de kook brengen; verminder hitte. Laat het afgedekt ongeveer 30 minuten sudderen, of tot de kip gaar is (175 ° F).

4. Serveer kip, groenten en saus in kommen. Garneer met koriander.

Let op: Bewaar overgebleven Ras el Hanout maximaal 1 maand in een afgesloten bakje.

GEMARINEERDE KIPPENDIJEN MET STERFRUIT OP GESTOOFDE SPINAZIE

VOORBEREIDING: 40 minuten Marineren: 4 tot 8 uur Koken: 45 minuten Maken: 4 porties

DEP DE KIP INDIEN NODIG DROOG.MET KEUKENPAPIER NADAT HET UIT DE MARINADE KOMT VOORDAT HET BRUIN WORDT IN DE PAN. EVENTUELE VLOEISTOF DIE IN HET VLEES ACHTERBLIJFT, SPAT IN DE HETE OLIE.

- 8 kippendijen met bot (1½ tot 2 pond), vel verwijderd
- ¾ kopje witte azijn of
- ¾ kopje vers sinaasappelsap
- ½ kopje water
- ¼ kopje gehakte ui
- ¼ kopje gehakte verse koriander
- 4 teentjes knoflook, fijngehakt
- ½ theelepel zwarte peper
- 1 eetlepel olijfolie
- 1 sterfruit (carambola's), in plakjes gesneden
- 1 kopje kippenbottenbouillon (zie recept) of kippenbouillon zonder toegevoegd zout
- 2 pakjes van 9 ounce verse spinazieblaadjes
- Verse korianderblaadjes (optioneel)

1. Plaats de kip in een roestvrijstalen of geëmailleerde Nederlandse oven; opzij zetten. Meng in een middelgrote kom azijn, sinaasappelsap, water, ui, ¼ kopje gehakte koriander, knoflook en peper; giet over de kip. Dek af en marineer 4 tot 8 uur in de koelkast.

2. Breng het kippenmengsel aan de kook in een Nederlandse oven op middelhoog vuur; verminder hitte. Dek af en laat

35 tot 40 minuten sudderen, of tot de kip niet meer roze is (175°F).

3. Verhit olie op middelhoog vuur in een extra grote koekenpan. Haal de kip met een tang uit de braadpan en schud zachtjes om het kookvocht af te druppelen; Kookvocht reserveren. Bak de kip aan alle kanten bruin en draai regelmatig totdat hij gelijkmatig bruin is.

4. Giet ondertussen het kookvocht voor de saus af; keer terug naar de Nederlandse oven. Aan de kook brengen. Kook ongeveer 4 minuten om iets te verminderen en dikker te maken; voeg de stervrucht toe; kook nog 1 minuut. Doe de kip terug in de saus in de Nederlandse oven. Ga weg van de hitte; afdekken om warm te blijven.

5. Maak de pan schoon. Giet de kippenbottenbouillon in de pan. Breng aan de kook op middelhoog vuur; spinazie toevoegen. Verminder hitte; Laat 1 tot 2 minuten sudderen of tot de spinazie verwelkt is, onder voortdurend roeren. Gebruik een schuimspaan om de spinazie over te brengen naar een serveerschaal. Bestrijk met kip en saus. Bestrooi indien gewenst met korianderblaadjes.

POBLANO-KIPTACO'S MET KOOL EN CHIPOTLE MAYO

VOORBEREIDING: 25 minuten bakken: 40 minuten voorbereiding: 4 porties

SERVEER DEZE ROMMELIGE MAAR SMAKELIJKE TACO'S MET EEN VORK OM EVENTUELE VULLING OP TE RAPEN DIE VAN HET KOOLBLAD VALT TERWIJL JE HET EET.

- 1 eetlepel olijfolie
- 2 poblano chilipepers, ontpit (indien gewenst) en gehakt (zie aanwijzing)
- ½ kopje gehakte ui
- 3 teentjes knoflook, fijngehakt
- 1 eetlepel ongezouten chilipoeder
- 2 theelepels gemalen komijn
- ½ theelepel zwarte peper
- 1 8-ounce blikje tomatensaus zonder zout
- ¾ kopje kippenbottenbouillon (zie recept) of kippenbouillon zonder toegevoegd zout
- 1 theelepel gedroogde Mexicaanse oregano, gehakt
- 1 tot 1½ pond kippendijen zonder botten, zonder vel
- 10 tot 12 middelgrote tot grote koolbladeren
- Chipotle Paleo Mayo (zie recept)

1. Verwarm de oven voor op 350 ° F. Verhit de olie op middelhoog vuur in een grote ovenbestendige koekenpan. Voeg de poblano-chilipepers, ui en knoflook toe; kook en roer gedurende 2 minuten. Voeg chilipoeder, komijn en zwarte peper toe; kook en roer nog 1 minuut (zet indien nodig het vuur lager om te voorkomen dat de kruiden verbranden).

2. Voeg de tomatensaus, kippenbottenbouillon en oregano toe aan de pan. Aan de kook brengen. Plaats de kippendijen

voorzichtig in het tomatenmengsel. Bedek de pan met het deksel. Bak ongeveer 40 minuten of tot de kip gaar is (175°F), en draai hem halverwege een keer om.

3. Haal de kip uit de pan; een beetje afkoelen. Snijd de kip met twee vorken in kleine stukjes. Roer de geraspte kip door het tomatenmengsel in de koekenpan.

4. Schep het kippenmengsel op koolbladeren om te serveren; Werk af met Chipotle Paleo Mayo.

KIPSTOOFPOTJE MET BABYWORTELTJES EN PAKSOI

VOORBEREIDING:15 minuten koken: 24 minuten rusten: 2 minuten voorbereiding: 4 porties

BABY PAKSOI IS ERG DELICAAT EN KAN ZEER SNEL WORDEN UITGEGLOEID. OM HET KNAPPERIG EN FRIS TE HOUDEN, NIET VERWELKT OF VOCHTIG, ZORG ERVOOR DAT HET NIET LANGER DAN 2 MINUTEN IN DE AFGEDEKTE HETE PAN (VAN HET VUUR) WORDT GESTOOMD VOORDAT U DE STOOFPOT SERVEERT.

- 2 eetlepels olijfolie
- 1 prei, in plakjes gesneden (witte en lichtgroene delen)
- 4 kopjes kippenbottenbouillon (zie recept) of kippenbouillon zonder toegevoegd zout
- 1 kopje droge witte wijn
- 1 eetlepel Dijon-mosterd (zie recept)
- ½ theelepel zwarte peper
- 1 takje verse tijm
- 1¼ pond kippendijen zonder botten, zonder vel, in stukken van 1 inch gesneden
- 8 ons babywortelen met toppen, gewassen, bijgesneden en in de lengte doormidden gesneden, of 2 middelgrote wortels, in plakjes gesneden
- 2 theelepels fijngehakte citroenschil (reserve)
- 1 eetlepel vers citroensap
- 2 koppen baby paksoi
- ½ theelepel gehakte verse tijm

1. Verhit 1 eetlepel olijfolie in een grote pan op middelhoog vuur. Kook de prei in hete olie gedurende 3 tot 4 minuten of tot ze zacht zijn. Voeg de kippenbottenbouillon, wijn, Dijon-mosterd, ¼ theelepel peper en een takje tijm toe. Aan de kook brengen; verminder hitte. Kook gedurende

10 tot 12 minuten of tot de vloeistof met ongeveer een derde is ingekookt. Gooi de takjes tijm weg.

2. Verhit ondertussen in een Nederlandse oven de resterende 1 eetlepel olijfolie op middelhoog vuur. Bestrooi de kip met de resterende ¼ theelepel peper. Kook in hete olie gedurende ongeveer 3 minuten of tot ze goudbruin zijn, af en toe roeren. Giet indien nodig het vet af. Voeg voorzichtig het gereduceerde sausmengsel toe aan de pot en schraap eventuele bruine stukjes weg; wortels toevoegen. Aan de kook brengen; verminder hitte. Laat sudderen, onafgedekt, 8 tot 10 minuten of tot de wortels zacht zijn. Voeg citroensap toe. Snij de paksoi in de lengte doormidden. (Als de paksoikoppen groot zijn, snijd ze dan in vieren.) Plaats de paksoi bovenop de kip in de pot. Dek af en haal van het vuur; laat 2 minuten rusten.

3. Serveer de stoofpot in ondiepe kommen. Bestrooi met citroenschil en gesneden tijm.

GEWOKTE KIP MET CASHEWNOTEN, SINAASAPPEL EN PAPRIKA IN SLAWRAPS

BEGIN TOT EIND: 45 minuten maakt: 4 tot 6 porties

JE VINDT ER TWEE SOORTEN KOKOSOLIE IN DE SCHAPPEN, GERAFFINEERD EN EXTRA PUUR, OF ONGERAFFINEERD. ZOALS DE NAAM AL DOET VERMOEDEN, IS EXTRA VIERGE KOKOSOLIE AFKOMSTIG VAN DE EERSTE PERSING VAN VERSE, RAUWE KOKOSNOOT. DIT IS ALTIJD DE BESTE OPTIE BIJ HET KOKEN OP MIDDELHOOG OF MIDDELHOOG VUUR. GERAFFINEERDE KOKOSOLIE HEEFT EEN HOGER ROOKPUNT, DUS GEBRUIK HET ALLEEN BIJ HET KOKEN OP HOOG VUUR.

- 1 eetlepel geraffineerde kokosolie
- 1½ tot 2 pond kippendijen zonder botten, zonder vel, in dunne, hapklare reepjes gesneden
- 3 rode, oranje en/of gele paprika's, zonder steel, zonder zaadjes en in dunne plakjes gesneden in hapklare reepjes
- 1 rode ui, in de lengte gehalveerd en in dunne plakjes gesneden
- 1 theelepel fijngehakte sinaasappelschil (reserve)
- ½ kopje vers sinaasappelsap
- 1 eetlepel gehakte verse gember
- 3 teentjes knoflook, fijngehakt
- 1 kop rauwe, ongezouten cashewnoten, geroosterd en grof gehakt (zie aanwijzing)
- ½ kopje gesneden groene uien (4)
- 8 tot 10 blaadjes boter of ijsbergsla

1. Verhit kokosolie op hoog vuur in een wok of grote koekenpan. Kip toevoegen; kook en roer gedurende 2 minuten. Voeg paprika en ui toe; kook en roer gedurende

2 tot 3 minuten of tot de groenten zacht beginnen te worden. Haal de kip en groenten uit de wok; blijf warm

2. Veeg de wok af met keukenpapier. Voeg het sinaasappelsap toe aan de wok. Kook ongeveer 3 minuten of tot de sappen koken en iets inkoken. Voeg gember en knoflook toe. Kook en roer gedurende 1 minuut. Doe het kip-paprikamengsel terug in de wok. Voeg de sinaasappelschil, cashewnoten en lente-uitjes toe. Serveer gebakken op slablaadjes.

VIETNAMESE KIP MET KOKOS EN CITROENGRAS

BEGIN TOT EIND:30 minuten opbrengst: 4 porties

DEZE SNELLE KOKOSCURRYHET KAN BINNEN 30 MINUTEN NA HET BEGIN VAN HET SNACKEN OP TAFEL STAAN, WAARDOOR HET EEN IDEALE MAALTIJD IS VOOR EEN DRUKKE DOORDEWEEKSE AVOND.

- 1 eetlepel ongeraffineerde kokosolie
- 4 stengels citroengras (alleen de bleke delen)
- 1 pakket oesterzwammen van 3,2 ounce, gehakt
- 1 grote ui, in dunne plakjes gesneden, ringen gehalveerd
- 1 verse jalapeño, ontpit en fijngehakt (zie aanwijzing)
- 2 eetlepels gehakte verse gember
- 3 teentjes knoflook, fijngehakt
- 1½ pond kippendijen zonder botten, zonder vel, in dunne plakjes gesneden en in kleine stukjes gesneden
- ½ kopje gewone kokosmelk (zoals Nature's Way)
- ½ kopje kippenbottenbouillon (zie recept) of kippenbouillon zonder toegevoegd zout
- 1 eetlepel ongezouten rode kerriepoeder
- ½ theelepel zwarte peper
- ½ kopje gehakte verse basilicumblaadjes
- 2 eetlepels vers citroensap
- Ongezoete geraspte kokosnoot (optioneel)

1. Verhit kokosolie op middelhoog vuur in een extra grote koekenpan. Voeg citroengras toe; kook en roer gedurende 1 minuut. Voeg champignons, ui, jalapeño, gember en knoflook toe; kook en roer gedurende 2 minuten of tot de ui zacht is. Kip toevoegen; kook ongeveer 3 minuten of tot de kip gaar is.

2. Meng in een kleine kom kokosmelk, kippenbottenbouillon, kerriepoeder en zwarte peper. Voeg toe aan het kippenmengsel in de koekenpan; kook gedurende 1 minuut of tot de vloeistof iets is ingedikt. Ga weg van de hitte; Voeg verse basilicum en citroensap toe. Bestrooi desgewenst porties met kokos.

www.ingramcontent.com/pod-product-compliance
Lightning Source LLC
Chambersburg PA
CBHW071904110526
44591CB00011B/1538